现代家庭疾病防治手册

呼吸病

自助防治 方案

HUXI BING

ZIZHU FANGZHI FANG'AN

 许彦来◎主编

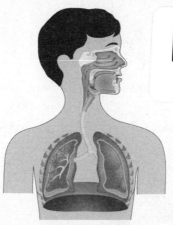

呼吸病看专家
怎么治、怎么防、怎么有效调养

中国人口出版社
China Population Publishing House
全国百佳出版单位

图书在版编目（CIP）数据

呼吸病自助防治方案／许彦来主编．－北京：中国人口出版社，2015.6

ISBN 978-7-5101-3262-9

Ⅰ．①呼… Ⅱ．①许… Ⅲ．①呼吸系统疾病－防治

Ⅳ．① R56

中国版本图书馆 CIP 数据核字（2015）第 050851 号

呼吸病自助防治方案

许彦来　主编

出 版 发 行	中国人口出版社
印　　　刷	北京威远印刷有限公司
开　　　本	710 毫米 × 1000 毫米　1/16
印　　　张	16.75
字　　　数	250 千字
版　　　次	2015 年 6 月第 1 版
印　　　次	2015 年 6 月第 1 次印刷
书　　　号	ISBN 978-7-5101-3262-9
定　　　价	32.80 元

社　　　长	张晓林
网　　　址	www.rkcbs.net
电 子 信 箱	rkcbs@126.com
总编室电话	(010)83519392
发行部电话	(010)83534662
传　　　真	(010)83519401
地　　　址	北京市西城区广安门南街 80 号中加大厦
邮　　　编	100054

前言
PREFACE

    呼吸系统疾病是一种常见病、多发病，主要病变在气管、支气管、肺部及胸腔，病变轻者多咳嗽、胸痛、呼吸受影响，重者呼吸困难、缺氧，甚至呼吸衰竭而影响生命。应当重视的是由于大气污染、吸烟、人口老龄化及其他因素，使慢性支气管炎、肺气肿、肺心病、支气管哮喘、肺癌、肺部弥散性间质纤维化，以及肺部感染等疾病的发病率有增无减。

    由于自然环境的恶化，大气污染严重，人们在呼吸时外界环境中的有机或无机粉尘，包括各种微生物、异性蛋白过敏原、尘粒及有害气体等皆可通过呼吸道进入肺部而引起各种病害。其中以肺部感染最为常见，原发性感染以病毒感染为多见，最先出现于上呼吸道，随后可伴发细菌感染、外源性哮喘及外源性变应性肺泡炎；吸入生产性粉尘所致的尘肺，以矽肺、煤矽肺和石棉肺最为多见；吸入水溶性高的二氧化硫、氯、氨等刺激性气体会引发急、慢性呼吸道炎和肺炎。

    呼吸系统疾病的发生，除外在致病因素的影响，内在机体因素也起着十分重要的作用。老年人的组织代谢功能减退，支气管周围的弹性纤维网减少，对呼吸道的清洁能力降低，更容易发生感染。另外由于免疫功能减退，周身脏器功能的衰退，如吞咽功能减低，异物不能及时排出而有损呼吸道的通畅；心、肺、脑、肝和肾脏功能减退，都使机体的内在因素发生很大变化而导致感染的发生。由于上述原因，老年人的上呼吸道感染容易转为肺炎。

对于呼吸系统疾病，首先应以预防为主。避免受凉，按时起居，避免劳累过度；保证饮食营养，增强机体素质；减少出入公共场所及与流感患者的接触，降低被感染的机会。其次积极治疗原发病，对已有其他脏器疾病者更应抓紧治疗，并密切观察病情变化。

《呼吸病自助防治方案》选取呼吸系统的常见病、多发病为研究对象。每一疾病基本从概述、诊断、鉴别、药物简便治疗、饮食简便治疗、运动简便治疗和简便预防护理等几大部分概述。内容科学实用，简捷明了，条理清楚，易于掌握。

本书的读者对象主要是患者及其家属和基层医务工作者。

编 者

2015年3月

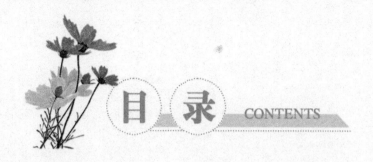

目 录 CONTENTS

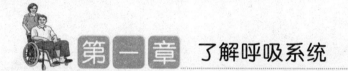

第一章 了解呼吸系统

第三节

如何保护我们的肺

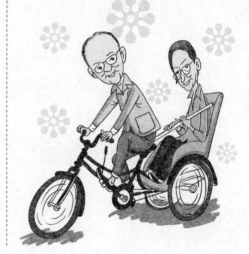

第二章 肺部常见病防治

第一节

上呼吸道感染

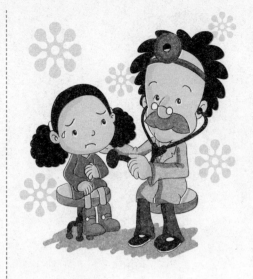

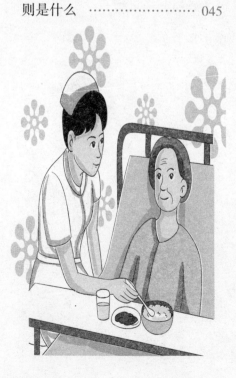

目录

CONTENTS

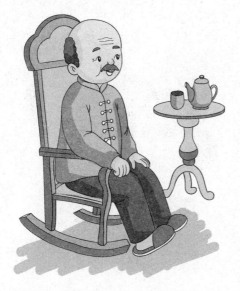

第四节

肺 炎

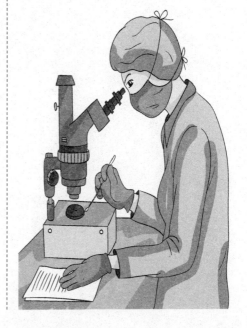

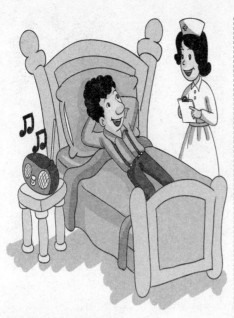

第五节

肺 脓 肿

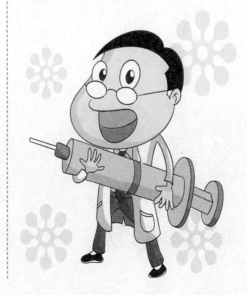

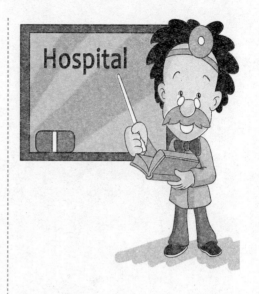

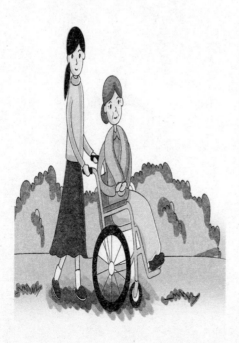

第八节

尘 肺

第九节

肺 气 肿

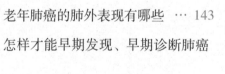

肺　癌

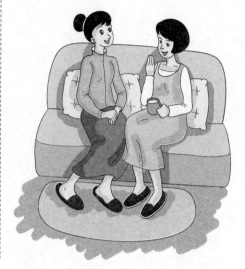

第三章　肺血管性疾病

肺源性心脏病

第二节

肺 栓 塞

第三节

弥漫性肺泡出血综合征

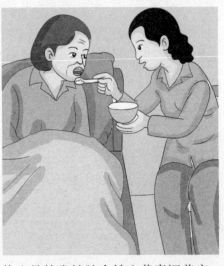

第四章　呼吸道传染性疾病

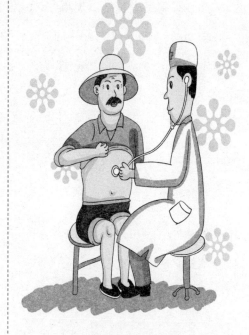

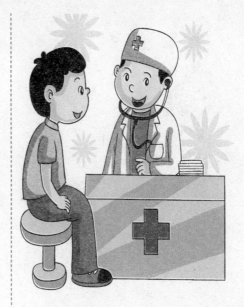

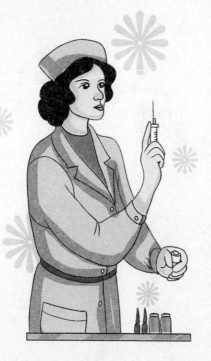

目录 CONTENTS

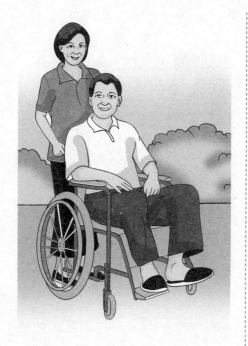

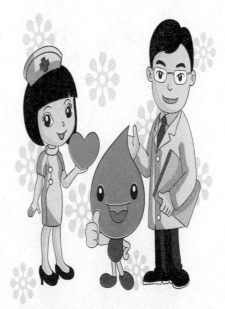

第五章 日常调养与保健

第一节

学习简单的护理知识

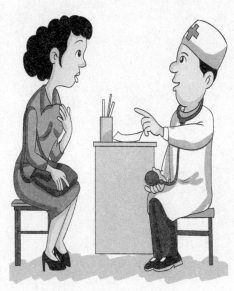

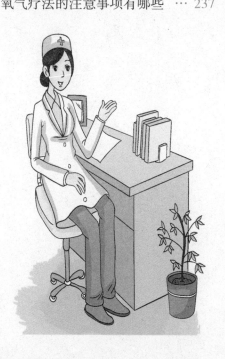

目录

CONTENTS

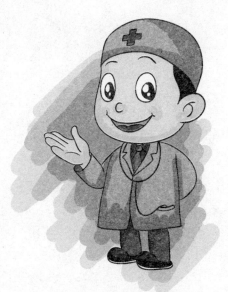

第二节

疾病预防和保健

呼吸病自助防治方案

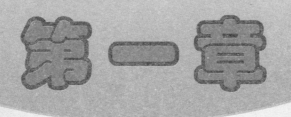

第一章
了解呼吸系统

呼吸是人类生命存在的征象，新生儿从降生的第一声啼哭就开始了呼吸，随着胸廓和膈肌的运动，把肺里的气体吐出来为"呼"，把外界的新鲜空气吸进去为"吸"，这种一呼一吸有节律的交替运动就称为"呼吸"。

呼吸保障了人类的存在和延续，而生命依靠新陈代谢的不断进行，必须不断地摄入氧气，以氧化体内营养物质，为人体活动提供能量和维持正常体温，同时还要不断地将氧化过程中所产生的二氧化碳排出体外，以免二氧化碳在体内积聚过多而扰乱人体正常功能。因此，机体必须不断地与外界环境进行气体交换，即摄入氧气和排出二氧化碳，以确保新陈代谢的顺利进行。这就是呼吸的主要作用——维持生命的存在和延续。

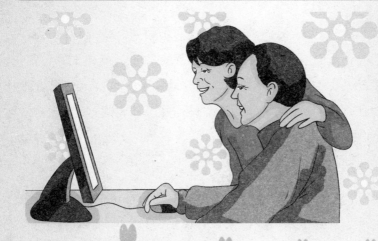

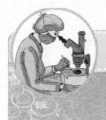

第一节

肺部生理结构

呼吸系统是由哪些部分组成的

呼吸系统是通气和换气的器官，其功能是吸入新鲜空气，呼出二氧化碳，以保证机体各项代谢活动的进行。人类的呼吸系统包括气体的通道（鼻、咽、喉、气管、支气管）和气体交换的场所（肺脏）以及血液循环、淋巴和神经等结构。胸膜及胸膜腔、纵隔、胸廓及呼吸肌等均为保证呼吸运动的必要装置。如果把人类的呼吸系统比作一个工厂的话，那么鼻、咽、喉、气管、支气管则为原料输送的管道，肺脏是原料加工制作的场所，而胸廓、呼吸肌等则为维持工厂运作的动力系统。了解呼吸系统的结构特点，有助于了解和掌握呼吸病的相关知识。

通常把气道分为上下两部分，即上呼吸道和下呼吸道。上呼吸道包括鼻、咽、喉及其邻近器官（如扁桃体、鼻旁窦）。鼻腔由鼻中隔分为左右两腔，由鼻孔与外界相通，为气体出入的门户，除嗅觉功能外，还具有过滤尘埃、净化空气中的灰尘与细菌、提高吸入空气的温度及湿度的功能。另外，当鼻黏膜受到有害气体或异物刺激时，可出现打喷嚏、流鼻涕的反应，以清除有害物质，对人体起到保护作用。咽分为鼻咽、口咽和喉咽3部分，分别与鼻腔、口腔及喉腔相通，为消化道和呼吸道的共同通道。由于咽部黏膜下淋巴组织丰富，组成咽淋巴环，围绕在口、鼻、咽腔连通处的附近，可防止病原微生物向下呼吸道侵入，具有重要的防御功能。喉腔为连接咽腔与气管的通道，由软骨、韧带、喉肌及黏膜组成。左右两条声带之间的裂隙称为声门，为上呼吸道最狭窄的部位。呼吸时声门可随之舒缩，咳嗽或用力屏气时，声门并成一条裂缝。吞咽时喉口被会厌关闭，防止食物及唾液进入喉腔及呼吸道。

自声门以下气管开始至终末细支气管称为下呼吸道，为连接喉与肺之间的管道部分，是气体进出肺部的通道，且具有清除异物，调节空气温度、湿度及防御的功能。

肺是气体交换的场所，位于胸腔内纵隔的两侧，右肺较左肺略大。呼吸肌的收缩与松弛使胸腔产生的负压及肺脏的弹性回缩力产生的呼吸运动，促使氧和二氧化碳在肺泡与血液之间形成交换，以此完成了整个呼吸过程。

什么是气管-支气管树

气管在分为左、右支气管后进入两肺，经反复分支，逐次分为肺叶支气管、肺段支气管、亚肺段支气管、细支气管、呼吸性支气管、肺泡管、肺泡囊和肺泡。肺内支气管分支达24级，管径越分越细，如同树木分枝，当人体直立时，其形状好像倒立的树木，故称之为气管-支气管树，简称为支气管树。

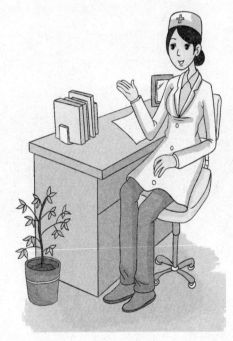

气管：位于食管的前方，上端起自喉的环状软骨下缘，下端至胸骨角平面分为左右支气管。其结构由气管软骨、平滑肌纤维和结缔组织构成。气管软骨呈"C"形，约占气管周径的2/3，全长有16～20个气管软骨环，气管的长度与口径因年龄、性别和呼吸状态而不同。男性成人平均长度为10.6厘米，女性较之略短，小儿气管短而细，位置较深，活动度亦较大。气管具有一定的舒张性，吸气时略伸长而变粗，呼气时复原。

支气管：分为左右两支，斜行进入两肺。左右支气管之间的夹角为65～80°。支气管的构造与气管类似，由"C"形软骨、平滑肌纤维和结缔组织构成，但其软骨相对较小，数目较少。左支气管较右支气管细而长，为4～5厘米，与气管中轴线的夹角为40～50°。右支气管较左侧粗而陡直，长2～3厘米，与气管中轴延长线的夹角为25～30°。右支气管由于结构上的特点，气管内异物坠入右支气管的机会较多，右肺（尤其右下肺）的疾病发生率也较高。

支气管到肺泡要经过23～24级分支，分支级数增加，则分支数目越多，其口径越细，到达肺泡时其分支数目可达3亿左右，其口径在终末细支气管为0.7毫米，而肺泡仅为0.2～0.25毫米，但其支气管的总横截面积则随分支的增加而增加，肺泡的总截面积宽达70～80平方米。

 肺结构有什么特点

肺为气体交换的场所，位于胸腔内纵隔的两侧，分为左肺和右肺，其表面被覆胸膜，其形状近似圆锥形，上端为肺尖，下面为肺底，位于膈肌上方。外侧面为肋面，贴于胸壁内面。内侧面又称为纵隔面，其中央为肺门，是支气管、肺动脉和肺静脉、神经、淋巴管的共同通道。肺为有弹性的海绵状器官，内含空气，轻而软，比重为0.345～0.746，能浮于水面，最大容积可容纳5000～6500毫升空气。

肺泡为气体交换的部位，为多面形薄壁囊泡，大小形状不一，平均直径为250微米。成人肺泡共计为3亿～4亿个，其总面积可达80平方米，为气体交换提供了足够的面积。相邻肺泡间有细孔及肺泡与呼吸性细支气管之间有管道相通，起着侧支通气的作用，当某些细支气管阻塞时可防止肺不张的形成。肺泡由上皮细胞及其基底膜组成。肺泡上皮细胞有两种类型：一种为扁平上皮细胞，称为Ⅰ型肺泡细胞，构成肺泡

呼吸病自助防治方案

膜的90％，负责气体弥散；另一种为Ⅱ型肺泡细胞，为分泌细胞，散在于Ⅰ型肺泡细胞之间，可分泌一种磷脂类物质，即肺泡表面活性物质进入肺泡腔，在肺泡表面形成一层液膜，可降低肺泡的表面张力，保持肺泡膨胀而不至于在呼气结束时出现肺泡萎陷，并可减少液体自毛细血管向肺泡内渗出。另外，Ⅰ型肺泡细胞无分裂增生能力，受损后经由Ⅱ型细胞修补并转化为Ⅰ型细胞。

专家提醒

肺有两套血液循环系统，即肺循环的肺动、静脉系统和属于体循环的支气管动、静脉系统。肺动脉和肺静脉为肺的功能血管，具有完成气体交换的作用。肺动脉把含有二氧化碳的血液运送到肺，经肺毛细血管进行气体交换，然后汇集到肺静脉再回流至左心，供给全身组织器官氧气。支气管动、静脉为肺的营养血管，供给肺组织细胞代谢所需的氧气及营养物质。

肺脏受自主神经支配，交感神经及副交感神经属于内脏运动神经，主要调节气管、支气管和血管平滑肌的舒张、收缩及腺体的分泌。一般认为，交感神经兴奋可使气管、支气管平滑肌松弛，血管收缩，腺体分泌受抑；而副交感神经兴奋则使气管、支气管平滑肌收缩，血管扩张，腺体分泌增加。此作用对治疗慢性支气管炎用药有指导意义。

支气管管壁的结构有什么特点

支气管管壁由黏膜、黏膜下层和外膜构成，以软骨性气管及其分支最具有代表性。

（1）黏膜：气管、支气管腔的表面均有一层上皮，其构成细胞主要由纤毛柱状上皮细胞、杯状细胞等紧密结合而成，附着于由纤丝交织形成的基膜上，这两种细胞的比例约为5：1。在黏膜上皮层细胞下部的间隙区，散在不规则排列的基细胞及中间细胞，使之成为假复层状，故称之为假复层上皮组织。基细胞和中间细胞均有不同程度的分化增殖能力，能代替病损的柱状纤毛上皮细胞和杯状细胞。随着支气管不断分支分级，柱状纤毛细胞渐变短小，至终末细支气管水平消失，转化为立方体形，再成为鳞状细胞，杯状细胞数亦逐渐减少。

①柱状纤毛上皮细胞：为构成气管、支气管黏膜的主要细胞，分布于整个传导气道的管壁，但鼻腔的前1/3、咽及呼吸性细支气管以下阙如。该细胞的顶端长有200余根纤毛和近百根微绒毛，在正常生理状态下，所有的纤毛均以同一频率（22次/秒）向同一方向（头端）摆动，是组成气道黏膜纤毛装置的主要成分之一。在长期感染或有害气体等刺激下，可转化为鳞状细胞和杯状细胞，使纤毛黏液毯形成缺损，降低支气管上皮的防御功能。

②杯状细胞：杯状细胞胞浆顶部因含有黏液颗粒而膨胀，使其形状如同酒杯，故名杯状细胞，为传导气道黏膜上皮层的分泌细胞。在某些病理情况下，由于纤毛柱状上皮细胞和无纤毛细支气管上皮细胞的杯状化生，杯状细胞数量增多，分泌功能亢进，导致患者咳嗽，产生大量黏液性痰。

③无纤毛细支气管上皮细胞（Clara细胞）：呈柱状，散在于细支气管纤毛细胞之间，突出于相邻细胞的细胞顶端，有微绒毛。其胞质内颗粒中含脂质、蛋白质和少许中性糖蛋白，可具部分分泌减低表面张力活性物质的能力。在应变下可转化为纤毛细胞或杯状细胞。因其有旺盛的代谢活力，对吸入性或血源性异物有中和解毒的作用，在特定条件下有促细胞分裂致癌变能力。

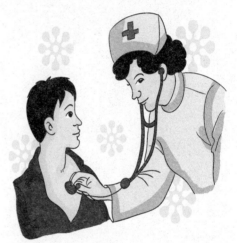

④基底细胞：位于上皮的基部，其顶端达不到管腔的表面，为柱状纤毛上皮细胞和杯状细胞的后备细胞。

⑤K细胞：又称嗜银性细胞，存在于整个气道上皮细胞和腺体细胞之间，属神经分泌型细胞；也是一种化学感受器，参与调节肺循环和支气管平滑肌的张力。另外，支气管类癌和燕麦细胞癌的发病可能与K

细胞有密切关系。

（2）黏膜下层：由疏松结缔组织等构成，内含浆液腺和黏液腺，开口于气道内。其腺体和杯状细胞的分泌物使黏膜表面经常保持滑润，并可黏附吸入的尘埃、病原微生物等，借助黏膜上皮细胞纤毛的摆动将其向咽部方向推进，然后咳出或咳出后咽下。在慢性支气管炎患者，由于慢性炎症的刺激，这些腺体可明显增生、肥大，致使黏膜下层增厚，分泌物增多且黏稠度增高。

（3）外膜：由"C"形软骨环和肌纤维组织构成。软骨环作为支气管的支架，使管腔经常保持一定程度的张开状态，以保持呼吸时的气道通畅，其背面缺口由肌纤维束和结缔组织填充连接，构成气管的膜壁。其膜壁内的平滑肌束多呈横行排列，收缩时可使气管管径变小。咳嗽增加胸膜腔压力时，可迫使气管软骨环两端间的软组织向管腔方向挤压，从而加强气流速度，有助于气道内异物的清除，软骨在细支气管即逐渐消失。无软骨包绕的细支气管外膜平滑肌呈螺旋状纵行排列，当其收缩时使支气管变

窄、变短。外膜内还有血管、淋巴管、神经纤维和脂肪组织等，并在接近肺泡时逐渐变薄。

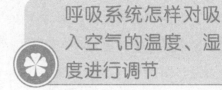

呼吸系统怎样对吸入空气的温度、湿度进行调节

以鼻腔为主的上呼吸道是调节吸入空气温度与湿度的重点部位。鼻腔由鼻中隔分为左右两部分，鼻腔的侧壁有3个弯曲伸入腔内的骨性突起，称为鼻甲。在各个鼻甲的下方，分别形成上、中、下3个鼻道。由于主鼻道的横断面积相当大，而被鼻中隔及鼻甲等分隔的鼻道却相对狭窄，从而使吸入的空气能在鼻道内接触到最大面积的黏膜。鼻道畸形、变狭窄或黏膜充血肿胀时，可影响鼻道的通畅性，而黏膜萎缩、鼻道增宽后，其调节作用随之减退。当鼻道狭窄或阻塞改用口腔呼吸时，则失去上呼吸道的调节功能。故临床上气管切开或气管内插管时必须辅以雾化吸入补充水分。鼻黏膜表层较薄，布有丰富的毛细血管网，与深层而易于膨胀的动脉

网结构直接相连。由于鼻孔周围的皮肤对空气温湿度改变极敏感，冷空气的刺激可使鼻黏膜血管充血膨胀，鼻孔变狭窄，从而气流减缓，黏膜与空气接触机会显著增加。黏膜表面的毛细血管在充血和血流量增加中散发热能而提升吸入冷空气的温度，同时吸入空气的湿度亦同步增加，达100％的饱和状态。冷

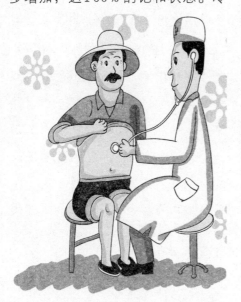

空气在鼻道加温、湿化，所需水分由鼻黏膜充血膨胀的血管对周围间质的压迫产生，以及鼻黏膜表层、鼻旁窦的腺体、杯状细胞等较稀薄分泌物补充。吸入气从0℃升至20℃时，每升空气能获得10毫升水，从20～30℃要补进12毫升水，再从30～37℃每升空气再补进12毫升

水。从肺泡内呼出气体的湿度为100％饱和，可减少鼻黏膜热能的消耗，同时，冷暖空气的会合可使鼻孔内水分凝结，为下一次吸气提供了部分水分的来源。

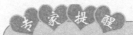

专家提醒

鼻是呼吸道的门户和开口，鼻的内腔称为鼻腔，其分左右两部分，鼻腔的前部生有鼻毛，对吸入空气起过滤作用，可以减少尘埃等有害物质的吸入。整个鼻腔黏膜为上皮细胞覆盖，其间有嗅细胞、杯细胞和分泌腺体，并具有相当丰富的血管，所以鼻腔可以使吸入的空气加温、加湿。当鼻腔受到有害气体及异物刺激时，往往出现打喷嚏、流鼻涕等反应，从而将有害成分排出体外，避免有害物质的吸入，这是人体的一种自我保护性反射。

 ## 什么是黏液纤毛清除系统

传导气道黏膜层的杯状细胞、黏膜下层的黏液腺、浆液腺的分泌物

和组织渗出液混合形成黏液，覆盖于气道黏膜腔面，形成一厚5～10微米的黏液毯，对黏膜起保护作用，可防止黏膜干燥脱水，并可黏附尘埃颗粒及细菌等，阻止这些异物及有毒物质进入肺组织深处。黏液的分泌量一般正常人每日10～100毫升。反射性刺激可增加其分泌量，如适量增加，则粉尘易于黏着，使咳嗽变为更有效，增加异物的咳出量。传导气道的黏膜主要由假复层纤毛柱状上皮细胞组成，每个纤毛细胞有约200根6～7微米的纤毛，这些纤毛排列成毛刷状，并产生波浪形运动，以每秒22次的频率和每分钟10～20毫米的速度向上摆动，不断将黏附有尘埃颗粒及病菌的黏液毯自下而上推送至气管、喉及咽部，最终经口咳出，此即为咳痰。

黏液毯分为两层，浅层为黏弹力层，为黏稠的凝胶；深层为浆液层，为较稀薄的溶胶液。正常的黏液纤毛清除系统的维持须建立在黏液、浆液、纤毛三者均正常的基础上。如黏液量过多或黏稠度过高、过稀，均会影响黏弹力层的运行。如浆液量过多或过少，纤毛则不能直立或不能触及黏弹力层，如纤毛

变性脱落则不能进行黏液毯运动，故三者缺一即足以诱发肺部疾病，而肺部疾病也能引起黏液纤毛系统的紊乱。

当气管、支气管和肺发生感染时，呼吸道黏膜充血、水肿，大量炎性细胞浸润，血管扩张，渗出增加，黏膜层的杯状细胞及黏膜下层的腺体增生肥大，黏液分泌大量增加，在细菌及其毒素作用下，一些组织细胞变性、坏死，临床上表现为咳嗽，咳痰量明显增多，痰呈黏液脓性，如不及时排出而滞留在支气管内，可造成气道阻塞，引起病灶恶化、扩散，直接损伤肺的功能，故在治疗中需适当应用祛痰药，协助痰液排出，保持呼吸道通畅。在分泌物干燥、黏稠或吸烟等有害因素损伤黏膜时，纤毛的清除功能降低，易受病原微生物的侵袭而发生呼吸道感染性疾病。

呼吸系统有哪些反射性保护功能

传导气道除了气体传导等功能外，还具有十分重要的反射性保护功能，包括咳嗽、喷嚏和支气管

收缩，避免过量分泌物或异物吸入鼻腔和气道内；咽反射的恶心、呕吐，可防止食物或胃酸反流吸入至肺。这些反射性的保护功能极为敏感。但在婴幼儿、老年人、危重患者、神经肌肉疾病及昏睡、醉酒、麻醉、中毒等情况下，此类反射性的保护作用会削弱，甚至消失，导致分泌物不断地吸入，引起反复发作的肺炎、肺脓肿、慢性支气管炎、哮喘发作、肺不张、支气管扩张、肺纤维化等疾病。

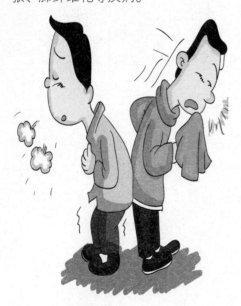

（1）咳嗽反射：在气管、支气管内存有过量分泌物或异物时，可借咳嗽动作咳出或吞咽入胃，以保证气道通畅。咳嗽是神经与肌肉系统间密切的协调动作，当呼吸道黏膜发生炎症或因物理、化学、过敏等因素刺激时，感觉冲动沿迷走神经传至延髓咳嗽中枢，然后经传出纤维到达声门和呼吸肌等处，引起咳嗽动作。咳嗽动作使胸腔、肺泡及腹腔的压力迅速升高，肺内血流量减少，还可使脑脊液压力升高，乃至出现大脑急性缺血、缺氧，产生瞬间的"咳嗽晕厥"。咳嗽反射对传导气道分泌物或异物的清除有极其重要的作用，但在慢性支气管炎、支气管扩张等疾病时，咳嗽反射的排痰作用会大大减弱。

（2）支气管收缩：直接刺激、反射性途径或药物作用，均可使支气管平滑肌收缩，同时会出现咳嗽性反射。在反射性支气管收缩，管径迅速缩小，气道阻力显著增加时，可使刺激物难以深入肺组织，从而有效地保护了肺脏。

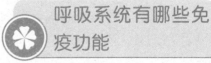

呼吸系统有哪些免疫功能

免疫是指机体识别和排除病原微生物及其毒素的过程，是机体的一种保护性反应。一般把呼吸道黏膜的免疫功能分为非特异性免疫和特异性免疫两大类。二者相互协作，共同完成对呼吸系统的保护任务。

（1）非特异性免疫：非特异性免疫是生来就存在的免疫，它不针对某一种细菌，而是对多种细菌起作用。呼吸道黏膜的非特异性免疫分为体液免疫和细胞免疫两种：

①体液免疫：呼吸道分泌物中含有很多非特异性、可溶性抗微生物因子，常见有溶菌酶、α-抗胰蛋白酶、干扰素、补体和乳铁蛋白等。溶菌酶是一种小分子蛋白质，由吞噬细胞、黏膜上皮细胞和腺体细胞产生，可直接作用于细菌而起杀菌作用，亦可在补体和分泌型IgA的协同作用下对细菌起溶解作用。α-抗胰蛋白酶是蛋白分解酶抑制剂，可抑制细菌携带的各种酶及机体炎性细胞的酶类，防止这些酶对呼吸道黏膜及肺组织的损害。干扰素是存在于支气管分泌液中的一种非特异性免疫因子，具有广谱抗病毒作用，可阻断病毒在组织细胞之间的扩散，保护正常细胞不受病毒感染。呼吸道黏膜分泌物中仅含有少量的补体C_3、C_4、C_6，但在炎症反应时其局部含量增高。在有特异

性抗体存在时，可激活补体而起到杀菌、溶菌作用。细菌的脂多糖内毒素也可不需抗体的参与而激活补体，在感染早期发挥抗菌作用。乳铁蛋白为支气管黏液腺内形成的一种蛋白质，因争夺细菌生长所必需的铁剂而起抑制细菌生长的作用。

②细胞免疫：呼吸道中非特异性细胞免疫主要是吞噬细胞和中性粒细胞，它们可以吞噬侵入气管、支气管和肺内的细菌和异物，在炎症早期以中性粒细胞为主，在感染后期及慢性炎症期以吞噬细胞为主。

（2）特异性免疫：特异性免疫是出生后，在与病原微生物及其毒素接触后所产生的免疫，又称后天获得性免疫。在机体受到某一种细菌或抗原刺激后所产生的抗体和分化的免疫细胞，只能对这一种细菌或抗原起作用，对其他种类的细菌或抗原不起作用，专一性强，故称之为特异性免疫。呼吸道黏膜特异性免疫包括体液免疫和细胞免疫两种。

①体液免疫：B细胞在抗原刺激下，增殖、分化为浆细胞而产生各种免疫球蛋白，共五类，即IgA、IgG、IgM、IgE、IgD。呼吸道分泌

物中最重要的免疫球蛋白为分泌型IgA，它是黏膜表面重要的抗菌及抗病毒的免疫因子，能抑制细菌生长，凝集抗原，中和毒素，保护呼吸道黏膜，防止细菌及其他抗原物质侵入机体，是机体抗感染的一道重要"屏障"。IgG为血清中的主要免疫球蛋白，在机体全身免疫中起重要作用。在呼吸系统中IgG是下呼吸道的免疫球蛋白，其含量明显比IgA少。其作用主要为促进中性粒细胞、巨噬细胞等吞噬作用，激活补体，中和毒素，在抗病毒、抗细菌中起重要作用。慢性支气管炎患者痰和血清中IgG水平均降低，故易发生反复感染。

②细胞免疫：为体内T淋巴细胞与抗原微生物接触后分化、增殖为致敏T细胞，当再次与相同抗原接触后释放一系列淋巴因子，作用于不同的炎性细胞，使巨噬细胞数量增加，而巨噬细胞激活因子可激活巨噬细胞的吞噬、杀菌能力，从而起到保护呼吸道黏膜的作用。

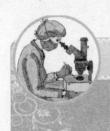

第二节
临床常见症状

 什么是发热

正常人的体温一般为36～37℃（腋窝），体温受体温调节中枢所调控，并通过神经、体液因素使产热和散热过程呈动态平衡，保持体温在相对恒定的范围内。当机体在致热源作用下或各种原因引起体温调节中枢的功能障碍时，体温升高超出正常范围，称为发热。正常成人安静状态下直肠温度为36.5～37.7℃；口腔温度（舌下部）比直肠温度低0.3～0.5℃；腋窝温度平均比口腔温度低0.4℃。体温在不同个体之间略有差异，受内外环境的影响而稍有波动，一般波动范围不超过1℃。24小时内下午体温较早晨为高。高温环境下、剧烈运动、劳动和进餐后

体温可略有升高，妇女月经期或妊娠期体温略高于正常。老年人代谢率偏低，体温相对低于青壮年。

常用腋窝温度来测量体温。按发热的高低可分为：低热37.3～38℃，中等发热38.1～39℃，高热39.1～41℃，超高热41℃以上。

发热的临床过程分为三期：

（1）体温上升期：此期特点是产热大于散热，体温不断升高。患者出现皮肤苍白、畏寒、寒战、皮肤干燥。

（2）高热持续期：此期特点是产热和散热在较高水平上趋于平衡。体温维持在较高状态，患者出现颜面潮红、皮肤灼热、口唇干燥、呼吸加深加快、心率加快、头痛、头晕，甚至惊厥、谵妄、昏迷、食欲缺乏、恶心、呕吐、乏力等。

（3）退热期：此期特点是散热增加而产热低于正常，体温恢复至正常水平。患者大量出汗、皮肤潮湿。

引起发热的病因有哪些

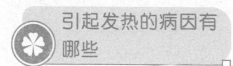

引起发热的病因很多，临床上分为感染性和非感染性两大类。

（1）感染性发热：各种病原体如病毒、细菌、支原体、立克次体、螺旋体、真菌、寄生虫等引起的急性或慢性感染，局部或全身感染，均可导致发热。

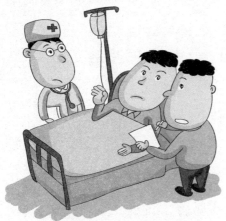

（2）非感染性发热：非感染性发热常见原因有以下几类。

①无菌性坏死物质的吸收。

②变态反应性疾病（抗原-抗体反应），如风湿热、药物热、血清病、结缔组织病（如系统性红斑狼疮）等。

③内分泌代谢疾病，如甲状腺功能亢进症时产热增多，大量失血和失水时散热减少。

④皮肤散热减少，如鱼鳞病、广泛性皮炎、大面积疱疹性皮炎、大面积重症烧伤愈合后，慢性心功能不全也可导致散热减少。

⑤体温调节中枢功能失常，此即中枢性发热，某些因素直接作用于体温调节中枢，使体温调定点上移，造成产热大于散热。

⑥自主神经功能紊乱，因自主神经功能紊乱而影响正常的体温调节过程，使得产热大于散热而发热。

发热时常见于哪些疾病

（1）伴寒战：常见于大叶性肺炎、疟疾、败血症、急性肾盂肾炎、急性胆囊炎、流行性脑脊髓膜炎等。

（2）伴结膜出血：常见于麻疹、流行性出血热等。

（3）伴口唇单纯疱疹：常见于

急性发热性疾病，如肺炎球菌性肺炎、流行性感冒、流行性脑脊髓膜炎等。

（4）伴皮疹：可见于急性发疹性传染病（如麻疹、水痘）、风湿热及结缔组织病、血液病等。

（5）伴昏迷：若先发热后昏迷，常见于中枢神经系统感染（化脓性脑膜炎、流行性脑脊髓膜炎、结核性脑膜炎等）及中毒性脑病（败血症、中毒性细菌性痢疾、脑型疟疾等）。若先昏迷后发热，常见于脑血管意外、颅脑外伤、巴比妥类药物中毒等。

（6）伴皮肤黏膜出血：常见于严重感染，某些传染病及血液病，如流行性出血热、病毒性肝炎、斑疹伤寒、败血症、急性白血病、重症再生障碍性贫血、恶性组织细胞病等。

（7）伴黄疸：常见于肝胆疾病或急性溶血性疾病，如急性化脓性胆管炎、胆道结石病感染、急性肝炎、肝脓肿和急性溶血。也可见于大叶性肺炎、败血症等。

（8）伴淋巴结肿大：常见于淋巴结结核、传染性单核细胞增多症、系统性红斑狼疮、急性淋巴细胞白血病等。

专家提醒

发热本身不是疾病，而是一种症状。其实，它是体内抵抗感染的机制之一。发热甚至可能有它的用途：缩短疾病时间、增强抗生素的效果、使感染较不具传染性。这些能力应可以抵消发热时所经历的不舒服。不明原因发热（FUO）的病因诊断是一个世界性难题，有近10%的FUO病例始终不能明确病因。发热本身可由多类疾病，如感染、肿瘤、自身免疫病和血液病等疾病引起，无法明确归类。过去这类患者通常由内科医师接诊。目前很多医院开设了感染科，并把不明原因发热归于感染诊治，这种专科化管理是一种进步，可以提高诊治水平。

 ## 咳嗽的原因有哪些

（1）吸入物：吸入物有尘螨、花粉、真菌、动物毛屑、硫酸、二氧化硫、氯氨、甲苯二异氰酸酯、邻苯二甲酸酐、乙二胺、青霉素、蛋白酶、淀粉酶、蚕丝等。

（2）感染：咳嗽的形成和发作与反复呼吸道感染有关。在咳嗽患者中，可存在有细菌、病毒、支原体等的特异性IgE，如果吸入相应的抗原则可激发咳嗽。

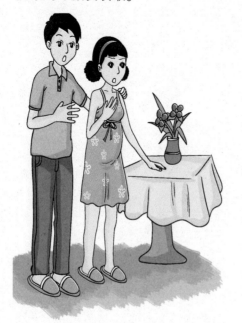

（3）食物：由于饮食而引起咳嗽发作在咳嗽患者中常可见到，尤其是婴幼儿容易对食物过敏，但随着年龄的增长会逐渐减少。引起过敏最常见的食物是鱼、虾、蟹、蛋类、牛奶等。

（4）气候改变：当气温、温度、气压和（或）空气中离子等改变时可诱发咳嗽，故在寒冷季节或秋冬季节气候转变时较多发病。

（5）精神因素：患者情绪激动、紧张不安、怨怒等，都会促使咳嗽发作，一般认为它是通过大脑皮质和迷走神经反射或过度换气所致。

（6）运动：由于运动而引起的咳嗽发作，临床表现有咳嗽、胸闷、气急、喘鸣，听诊可闻及哮鸣音。有些患者运动后虽无典型的哮喘表现，但运动前后的肺功能测定能发现有支气管痉挛。

（7）药物：有些药物可引起咳嗽发作，如普萘洛尔等，因阻断 β_2 肾上腺素受体而引起咳嗽。

引起咳嗽的常见疾病有哪些

（1）呼吸系统

①上呼吸道感染：是由于病毒经过鼻腔和咽喉进入到人体，引起上呼吸道黏膜炎症。

②支气管炎：大多是由于上呼吸道感染蔓延而来，发病较急，一开始多为干咳，随之逐渐出现咳嗽、咳痰等不适，严重时因呼吸困难而出现缺氧，嘴唇变为青紫色。

③肺炎：一般会有干咳，还会出现呼吸急促、口唇发绀、鼻翼翕

动等现象。除了新生儿外，通常会引起发热，可达39℃。

④急性喉炎：病毒或细菌也会引起喉部感染。急性喉炎除了出现干咳和喉部疼痛外，最典型的症状是声音嘶哑，甚至发不出声音来。

（2）胸膜系统：胸膜受刺激可引起咳嗽。

（3）循环系统：如二尖瓣狭窄或其他原因所致的左心功能不全引起的肺淤血、水肿等可引起咳嗽。

（4）中枢神经系统：从大脑皮质发出冲动传至延髓咳嗽中枢，可引起咳嗽，如脑炎、脑膜炎。

根据咳嗽的时间也可判断某些疾病。

①晨间咳嗽：见于呼吸道慢性炎症及吸烟者。

②夜间咳嗽：见于肺结核、百日咳及支气管淋巴结增大。

③熟睡中突发吼喘样咳嗽：见于左心衰竭导致的肺水肿或支气管哮喘发作。

④发作性咳嗽：见于支气管哮喘、百日咳、呼吸道异物、支气管淋巴结核、结核性肺脓肿穿破气管。

通过哪些检查来诊断咳嗽时的疾病类型

（1）诱导痰检查：通过诱导痰细胞学检查可使癌细胞检查阳性率显著增高，甚至是一些早期肺癌的唯一诊断方法。

（2）影像学检查：X线胸片是慢性咳嗽的常规检查，如发现器质性病变，根据病变特征选择相关检查。胸部CT检查有助于发现纵隔前后肺部病变、肺内小结节、纵隔增大淋巴结及边缘肺野内较小的病变。

（3）肺功能检查：通气功能和支气管舒张试验可帮助诊断和鉴别气道阻塞性疾病，如哮喘、慢性支气管炎和大气道肿瘤等。常规肺功能正常，可通过激发试验诊断咳嗽变异型哮喘。

（4）纤维支气管镜（简称纤支镜）检查：可有效诊断气管腔内的病变，如支气管肺癌、异物、内膜结核等。

（5）食管24小时pH监测：能确定有无胃食管反流病，是目前诊断胃食管反流性咳嗽最为有效的方法。

咳痰常会伴随哪些疾病

当呼吸道发生炎症时，黏膜充血、水肿，黏液分泌增多，毛细血管壁通透性增加，浆液渗出。此时含红细胞、白细胞、巨噬细胞、纤维蛋白等的渗出物与黏液、吸入的尘埃和某些组织破坏物等混合而成痰，随咳嗽动作排出。另外，在肺淤血和肺水肿时，肺泡和小支气管内有不同程度的浆液漏出，也可引起咳痰。

（1）急性气管支气管炎：临床主要症状有咳嗽和咳痰。常见于寒冷季节或气候突变时。也可由急性上呼吸道感染蔓延而来。根据病史、咳嗽和咳痰等呼吸道症状以及两肺散在干湿性啰音等体征，在病毒感染时白细胞计数并不增高，淋巴细胞相对轻度增加，细菌感染时则白细胞总数和中性粒细胞比例均升高，结合X线检查无异常或仅有肺纹理增粗，可作出临床诊断。进行病毒和细菌检查，可确定病因诊断。

（2）支气管扩张症：临床表现

为咳嗽、咳脓痰，甚至咯血。有典型病史者诊断并不困难，无典型病史的轻度支气管扩张症容易误诊。X线胸片改变（如卷发样）对诊断有提示作用，怀疑支气管扩张症时，最佳诊断方法为胸部高分辨CT。

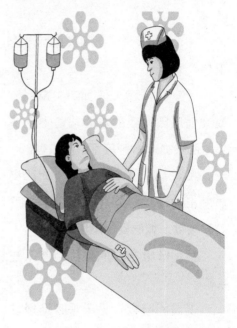

（3）肺脓肿：对有口腔手术、昏迷、呕吐或异物吸入史，突发畏寒、高热、咳嗽和咳大量脓臭痰的患者，其血白细胞计数及中性粒细胞显著增高，X线胸片浓密的炎性阴影中有空腔、气液平面，作出急性肺脓肿的诊断并不困难。有皮肤创伤感染、疖、痈等化脓性病灶，或静脉吸毒者患有心内膜炎，出现高热不退、咳嗽、咳痰等症状，X线胸

片示两肺多发性肺脓肿者，可诊断为血源性肺脓肿。痰培养、血培养，包括厌氧菌培养以及抗生素敏感试验，对确定病因诊断有重要价值。

肺炎常见症状为咳嗽、咳痰或原有呼吸道症状加重，并出现脓性痰或血痰，伴或不伴胸痛。大多数患者有发热症状。确定诊断首先必须把肺炎与上呼吸道感染和下呼吸道感染区别开。上、下呼吸道感染无肺实质浸润，胸部X线可鉴别；其次必须把肺炎与其他类似肺炎的疾病如肺结核、肺癌、急性肺脓肿、肺栓塞和非感染性肺部浸润区别开来，可通过痰、纤维支气管镜或人工气道吸引、支气管肺泡灌洗、血培养和胸腔积液培养来确定病原体。

（4）肺结核：肺结核患者的症状一般没有特异性，但明确症状的发展过程对结核病的诊断有重要的参考意义。体征对肺结核的诊断意义有限。胸部X线检查是诊断肺结核的重要方法，痰结核分枝杆菌检查是确诊肺结核病的主要方法，纤维支气管镜检查常应用于支气管结核和淋巴结核支气管瘘的诊断。

（5）肺癌：一般依靠详细的病史询问、体格检查和有关辅助检查进行综合判断。临床表现以咳嗽、咯血、发热、胸痛最为常见。痰液、胸腔积液中检查脱落细胞，肿瘤标志物检测，X线胸片、CT及磁共振检查，纤维支气管镜等有助于诊断。

（6）慢性支气管炎：为咳嗽、咳痰连续两年以上，每年累积或持续至少3个月，并排除其他引起慢性咳嗽的病因。

（7）间质性肺病：详细的职业接触史和用药史、发病经过、伴随症状、既往病史和治疗经过都可能是重要的诊断线索。绝大多数患者胸片显示双肺弥漫性阴影，阴影的性质可以是网格条索状、弥漫磨玻璃状、结节状，也可呈现多发片状或大片状等，可以混合存在。肺功能以限制性通气障碍为主，肺活量及肺总量降低，残气量随病情进展而减少。可根据支气管肺泡灌洗液中免疫效应细胞的比例进行分类，通过支气管肺活体组织检查或外科肺活体组织检查获取肺组织进行病理学检查是重要诊断手段。间质性肺疾病可以是全身性疾病的肺部表现，因此全身系统检查特别重要。

痰的性状能够反映是什么疾病吗

通过关注痰的颜色、痰量和性状，能够提示身体疾病的性质、转归等。

（1）量：正常人一般不咳痰或仅有少量泡沫样痰或黏液样痰。当呼吸道有病变时，痰量可增加（＞50毫升/天），大量痰液提示肺内有急、慢性炎症或空腔性化脓性病变，如支气管扩张、肺脓肿等。病程中痰量逐渐减少，表示病情好转；反之病情有所发展。因此观察痰量可了解病情的变化。

（2）颜色：正常人可咳出少量痰，为无色或灰白色，病理情况下痰色有以下改变：①红色或棕红色：由于混有血液或血红蛋白所致，见于肺癌、肺结核、支气管扩张、急性肺水肿等。鲜红血丝痰常见于早期肺结核或病灶播散时；粉红色泡沫样痰为急性肺水肿特征；铁锈色痰多由于血红蛋白变性所

致，见于肺炎、肺梗死等。②黄色或黄绿色：由于含有大量脓细胞所致，如慢性支气管炎、肺结核等。绿脓杆菌感染或干酪性肺炎时常呈黄绿色。③棕褐色：见于阿米巴脓肿。④烂桃样灰黄色：由于肺的坏死组织分解所致，见于肺吸虫病。⑤黑色：由于吸入大量尘埃或长期吸烟所致，见于煤矿工人、锅炉工人或大量吸烟者的痰液。

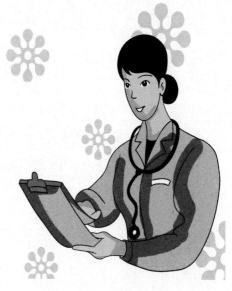

通过关注痰的颜色，对于明确诊断有指导意义。当痰的颜色由一种颜色向另外一种颜色改变时，提示疾病有了新的变化，对治疗上的选择也有所提示。

（3）痰的气味：正常人痰液无特殊气味。血性痰液呈血腥味，见于

肺结核、肺癌等；肺脓肿、支气管扩张、晚期肺癌的痰液可呈恶臭味。

（4）痰的性状：一般分为黏液性、浆液性、脓性、血性和混合性5种。①黏液性痰：黏稠、无色透明或略呈灰色，见于支气管炎、支气管哮喘、早期肺炎等。②浆液性痰：稀薄而有泡沫，由于肺部淤血，毛细血管内液体渗入肺泡所致，见于肺水肿等。③脓性痰：黄色或黄绿色、黄褐色脓状，主要由大量脓细胞构成，可见于各种化脓性感染。大量脓痰静置后可分为三层，上层为泡沫黏液，中层为浆液，下层为脓及坏死组织，见于支气管扩张、肺脓肿或脓胸向肺内溃破等。④血性痰：痰内带血丝或大量鲜红色带泡沫样血痰，为喉部以下的呼吸器官出血所致，见于肺结核、支气管扩张、肺癌等。⑤混合性痰：由上述二种或三种痰混合而成，如黏液脓性、浆液黏液性痰等。

（5）支气管管型：是由纤维蛋白、黏液等在支气管内形成的灰白色树枝状体，如混有血红蛋白则呈红色或红棕色。在新咳出的痰内常卷曲或呈球形或块状，如将其浮于

盐水中则迅速展开成树枝状，见于慢性支气管炎、肺炎等。

临床医生通过对痰液的初步分析，往往能得出一个倾向性的诊断，有利于治疗。

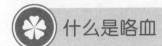 什么是咯血

喉及喉部以下的呼吸道任何部位的出血，经口腔咯出称为咯血。咯血大多数是由于呼吸系统疾病和心血管系统疾病引起。咯血量的多少视不同的病因和疾病的性质而异，但与病变的严重程度并不完全一致。大咯血可以引起休克或窒息而死亡，血痰或少量咯血可能是肺癌的表现，也需要及时诊断和治疗。当然大咯血的积极挽救更是刻不容缓的问题。咯血最常见的原因是肺炎、支气管扩张。肺炎及严重支气管炎时，咯出带血丝的脓痰，感染控制后即消失。突发出血而无其他病因者，须考虑肿瘤（良性或恶性）的可能，应作胸部X线、CT扫描和支气管镜等全面检查。引起肺梗死的肺栓塞，几乎皆有咯血症状，但梗死常有肺浸润征象，有时还会在肺实质中形成空洞。肺结核

并有空洞形成，是咯血的重要原因。肺囊状纤维变性时咯血亦非鲜

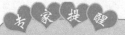

咯血常见于以下疾病：

（1）支气管疾病：支气管扩张、支气管肺癌、支气管肉膜结核、慢性支气管炎、支气管腺瘤、结核性支气管扩张、非特异性支气管炎、支气管静脉曲张。

（2）肺和肺血管疾病：肺结核、肺炎、肺脓肿、肺淤血或肺水肿（包括二尖瓣狭窄）、肺梗死、右肺中叶综合征、肺转移癌、肺尘埃沉着病、寄生虫病、肺间质纤维化、特发性含铁血黄素沉着症。

（3）全身性疾病：血液病、钩端螺旋体病、流行性出血热、替代性月经、肺出血-肾炎综合征。其中痰中经常带血是肺结核、肺癌的常见症状。咯鲜血（特别是24小时达300ml以上），多见于支气管扩张，也可见于肺结核、肺炎和肺血栓栓塞症；二尖瓣狭窄可引起各种不同程度的咯血。

见，且可加重甚至危及生命。还有一定数量的患者，突发咯血，一般皆不重，追诉病因终无所获。可能是支气管黏膜中血管或静脉曲张破裂所致，应检查凝血参数。轻微咯血亦可由于口咽出血激起咳嗽，注意检查口咽部即可作出诊断。支气管肺曲霉病可致持续性咯血，动静脉畸形则可致危及生命的突发性大咯血。

咯血量多少的标准尚无明确的界定，但一般认为每日咯血量在100毫升以内为少量，100～500毫升为中等量，500毫升以上或一次咯血100～500毫升为大量。

 什么是呼吸困难

我们有时遇到患者在抱怨总感觉气不够用，胸闷发憋或喘气费力。客观观察时就会发现患者有呼吸急促，呼吸动度增加，张口呼吸，鼻翼翕动，端坐呼吸等现象，这种情况称为呼吸困难，俗称"气急"。

呼吸困难时，很容易看见呼吸肌和呼吸辅助肌都参加了呼吸运动，如胸骨上窝、锁骨上窝和肋

间隙凹陷，医学上常称为"三凹征"。这种情况，一般只有当人们进行劳动、剧烈运动或情绪激动的时候才出现。病理情况下的呼吸困难，常见于各种类型的缺氧、代谢亢进（如高烧、甲状腺功能亢进）、酸中毒（如糖尿病、尿毒症）以及中枢神经系统功能障碍（如脑炎、脑血管痉挛、颅内压高）等情况，这些患者即使在轻微的体力活动或安静状态下，也有明显的呼吸困难。

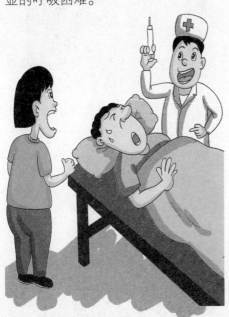

呼吸困难的基本原理是呼吸中枢的过度兴奋。为什么会发生呼吸中枢过度兴奋呢？主要是因为血氧分压减低、二氧化碳分压升高、血

pH下降的刺激，直接或反射地引起呼吸中枢过度兴奋所致。在脑炎、颅内压升高时，由于炎性刺激及机械性刺激直接兴奋了呼吸中枢也可引起呼吸困难。

 ## 呼吸困难的常见病因是什么

实际上呼吸困难只是一个症状，可以由多种疾病引起。根据病因，我们可以把呼吸困难分为以下几种类型。

（1）肺源性呼吸困难：由于呼吸道的病变引起的呼吸困难，又可分为以下三种类型：①吸气性呼吸困难：因上呼吸道狭窄所致。可见于喉炎、喉头异物、咽后壁脓肿、白喉及喉癌等。②呼气性呼吸困难：由于肺组织病变，如弹性减弱或小支气管痉挛狭窄所致。常见于急、慢性支气管炎，支气管哮喘，肺气肿及矽肺等。③混合性呼吸困难：主要因肺有效呼吸面积减少所致。常见于肺气肿、肺部感染、胸腔积液、自发性气胸、粟粒性肺结核、大叶性肺炎、支气管肺炎、肺不张和急性肺水肿等。

（2）心源性呼吸困难：原有心脏病史，由于病情加重出现胸闷。表现为夜间阵发性呼吸困难，端坐呼吸，少尿和水肿。发作特点为劳动或活动时加重，休息时缓解或减轻，仰卧位时加重，坐位时减轻。左心功能不全引起的呼吸困难较为严重。急性左心功能不全时，常表现为阵发性呼吸困难，夜间睡眠中发作，叫作夜间阵发性呼吸困难。重症者可有气喘、哮鸣音、发绀、双肺湿啰音、心率加快、咳粉红色泡沫样痰。这种阵发性呼吸困难称为"心源性哮喘"（cardiacasthma）。高血压病、冠状动脉粥样硬化性心脏病（冠心病）、风湿性心脏病等均可发生心源性哮喘。

（3）中毒性呼吸困难：可在原有慢性病的基础上，由于年老体弱、久病或进食少而诱发。常见于代谢性酸中毒，呼吸性酸中毒，代谢性碱中毒及呼吸性碱中毒等。患者可表现为呼吸深快、呼吸浅快或浅慢。呼吸困难加重时可出现紫绀，呼吸有苹果味等伴随症状。化学毒物及药物中毒亦可出现呼吸困难。在代谢性酸中毒（尿毒症、糖

尿病酮中毒）时，血中酸性代谢产物强烈刺激呼吸中枢，致呼吸深而规则，可伴有鼾声，为深大呼吸。急性感染时机体代谢增加，血液温度升高以及血中毒性代谢产物的作用，可刺激呼吸中枢，使呼吸加快。吗啡类、巴比妥类药物急性中毒时，呼吸中枢受抑制，致呼吸缓慢，也可出现潮式呼吸。

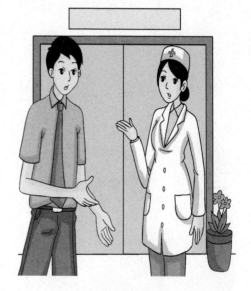

（4）血源性呼吸困难：常见于重症贫血、大出血或休克患者，由于血容量不足而出现代偿性呼吸困难。重度贫血、高铁血红蛋白血症、硫化血红蛋白血症或一氧化碳中毒等，致红细胞携氧量减少，血含氧降低，引起呼吸较慢而深，心率亦加快。在大出血或休克时，也

可因缺血与血压下降，刺激呼吸中枢引起呼吸困难。

（5）神经精神性呼吸困难：可见于重症脑部疾病及癔症等。重症颅脑疾病（如脑出血、颅内压增高、颅脑外伤），呼吸中枢因供血减少或直接受压力的刺激，致呼吸慢而深，并可出现呼吸节律的改变。癔病患者可有呼吸困难发作，其特点是呼吸非常迅速（一分钟可达60～100次）和表浅，常因换气过度而发生胸痛与呼吸性碱中毒，出现手足抽搦症。此外还有一种叹息样呼吸，患者常主诉呼吸困难，但并无呼吸困难的客观表现，临床特点是偶然出现的一次深呼吸，伴有叹息样呼气。在叹息性呼吸之后患者暂时自觉轻快，这也属神经官能症范畴。

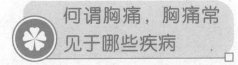

何谓胸痛，胸痛常见于哪些疾病

胸痛是临床上常见的症状，其临床意义可大可小，有时起源于局部轻微损害，如由于内脏疾病所致，往往有重要意义。肺是没有感觉神经的，所以肺组织本身的疾病是无痛的，除非累及体层胸膜。胸膜性胸痛是由于胸膜受到刺激而引起，是一种局限性刀割样锐痛，与呼吸有明显关系，吸气时加重，以腋前部最为明显。胸膜性胸痛最常见于大叶性细菌性肺炎和胸膜炎。肺梗死是胸痛的另一重要原因。突然发生的局部胸痛、同时伴有呼吸困难者，很可能是自发性气胸。神经肌肉痛是临床上常见的胸痛，多由于患者神经紧张或神经官能症所致，这种胸痛的特点是部位不固定，可随时变更。因为是肌肉痛，有时同呼吸运动有关系，常误认为胸痛。带状疱疹出现前，表现为阵发性烧灼、刀刺、刀割样的疼痛，咳嗽或身体动作可引起发作，病变的肋间神经有压痛，出疹后诊断自明。脊神经根炎所致的胸痛多位于胸部前侧和外侧。心绞痛是常见的胸痛，多见于老年人。这种胸痛多位于胸骨后，有一种压迫、发紧和发重的感觉。发作与用力和情绪有关，经休息和含硝酸甘油片后可以缓解。若持续0.5小时不缓解，则应怀疑心肌梗死。壁间动脉瘤的胸痛发生突然，为极度痛苦的持续性剧烈疼痛，伴有烦躁不安，放射到颈部和肩胛间区。由食管疾病引起的胸痛，感觉为胸内深部疼痛，一般伴有进行性吞咽困难，反呕和咽食疼痛。由食管裂孔引起的胸痛不少见，这是一种餐后出现的胸骨后钝痛，于过饱后用力或俯身时加重，直坐或直立可减轻，也可于数分钟至1小时内自行消失。疼痛常向颈、背、肩和沿左臂内侧放射，类似心绞痛。

（1）肋间神经痛呈阵发性灼痛：骨骼痛呈酸痛或锥痛。食管炎症及肿瘤常呈烧灼痛或刺痛。心绞痛常呈压榨样痛。主动脉瘤累及胸壁时呈锥痛。肺癌、纵隔肿瘤可有胸部闷痛。胸膜炎常呈刺痛或钝痛。胸膜粘连牵拉呈撕裂样痛。

（2）食管疾病常在吞咽食物时发生疼痛：胸膜炎常在深吸气或咳嗽时出现胸痛。肿瘤侵犯骨质时出现持续性痛。心绞痛常在劳累、饮酒或情绪激动时发生。

（3）胸痛伴高热者应考虑肺炎、脓胸等：胸痛伴咯血者应考虑肺结核、肺肿瘤、肺梗死。胸痛伴呼吸困难者应考虑气胸、渗出性胸膜炎、大叶性肺炎。胸痛伴吞咽困难者应考虑食管及纵隔肿瘤。

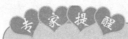

专家提醒

冬季来临，中老年疾病发病率日趋增高，许多疾病常以胸痛为主要表现，对于中老年患者出现胸痛尤其值得注意。如心肌梗死、夹层动脉瘤、肺炎、自发性气胸等，若延误治疗时机，常导致严重不良后果，甚至危及生命。所以中老年患者应对胸痛特点、胸痛的常见疾病及应对措施有所了解。下面对老年人胸痛的性质、特征作下列简单总结。

胸痛的特点：胸壁疾病引起的胸痛，定位明确，局部可有红肿、触痛、皮疹。

胸痛的性质：肋间神经炎引起胸痛为阵发性、针刺样痛。食管炎引起烧灼样痛。胸膜炎常呈隐痛、钝痛和刺痛。撕裂样痛多见于夹层动脉瘤。

胸痛的部位：胸骨后疼痛常见于心绞痛。左前胸痛也可见于心绞痛、心肌梗死、左侧肺炎。胸痛放射到左肩部多为心绞痛。

呼吸病自助防治方案

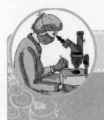

第三节
如何保护我们的肺

怎样尽量避免吸入受污染的空气

吸取天地之精华可强身健体，但是如果你每日吸的不是天地精华，而是乌烟瘴气，会带来什么后果？当咳嗽迁延不愈时需要考虑这种状况可能是长期吸入受污染的空气造成的。

有5％～20％的咳嗽，是由工作环境中的过敏原所引起。它发生的方式，可分为气体直接刺激气道引发的咳嗽和经常暴露于过敏原后，人体产生免疫变化所引发的过敏性咳嗽。刺激性咳嗽通常因吸入大量高浓度气体，呼吸道过度反应造成呼吸功能失调引起，其特性为急性暴露于高浓度刺激气体下而发生咳

嗽。至于原来就是过敏体质加上工作环境暴露于过敏原或受气体直接刺激，造成原有的咳嗽经常发作的，即为过敏性咳嗽，也是与工作场所相关。

什么样的工作环境易引起职业性咳嗽？人们早已熟知尘肺、硅肺、石棉肺是与作业环境密切相关的可导致咳嗽的肺部疾病。这些疾病是由于暴露并吸入各种粉尘而发生的弥漫性进行性纤维性增生性的病变。过敏性肺炎也是与作业环境、居住环境密切相关的代表性疾病。其中也有呈现出慢性经过的类型，持续暴露于少量抗原环境后，在肺内形成不可逆性间质性纤维化病理改变。其原因是接触发霉的枯草及谷物、甘蔗、蘑菇、养殖场的尘埃等工作环境中的致敏物质。约有

200多种不同的致病因子，会引发职业性咳嗽。举例来说，动物饲养员或研究室工作人员，因需长期接触动物的毛屑、尿、粪等，较易发生咳嗽；医院医护人员、药厂工作者或清洁工，也可能因对某些酶、药物及清洁剂过敏而咳嗽。不仅如此，长期从事铅笔制造、猪肉屠宰、胡椒加工、机械锻造行业的工人，由于环境污染，吸入含有多种致病微生物的气溶胶或真菌孢子等导致气道炎症，也会发生慢性咳嗽甚至哮喘。

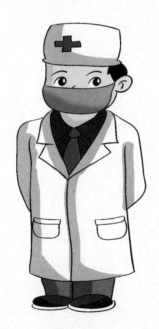

什么时候需怀疑自己有职业性咳嗽？与一般咳嗽不同的是，职业性咳嗽的患者会在工作时发生咳嗽的症状，而离开工作环境这些症状

就会消失。职业性咳嗽的症状，可以在暴露过敏原或非过敏原数分钟内或4～6小时后发生症状，因此患者可能在工作当时或回家后晚上咳嗽才发作。需提醒的是，也有可能在暴露于工作环境中的过敏原、粉

专家提醒

其实很多疾病与养宠物有关。哮喘患者中约40%的人得病是由于养宠物导致的。宠物的唾液、粪便、尿和皮毛里含有许多过敏物质，长期接触，轻的可引起过敏性皮炎、皮肤瘙痒或过敏性鼻炎，不停打喷嚏、咳嗽；重的则会引起哮喘。还有，在朽木建造的房屋中吸入木板繁殖的霉菌导致的过敏性肺炎发生率也非常高，脱离致敏环境后症状自然缓解，回到相同环境后症状再度复发。除此之外，螨、花粉、床上毛垢等吸入性抗原，鲭鱼、牛奶等食物性抗原均可成为特异性支气管哮喘的诱因。上述疾病均可引起慢性咳嗽的症状，改变生活环境与抗原隔离为治疗的首选。

尘等数月至数年后，才慢慢发生症状。当职业性咳嗽因长期暴露逐渐严重时，患者慢慢地会因寒冷、病毒感染、感冒、运动等多种刺激而引发咳嗽症状。

冬季如何保护呼吸道

冬季温度低，普遍风大、空气干燥，这种气候对呼吸道的损害较大，使人易患感冒、支气管炎、肺炎等呼吸系统疾病。冬季保护呼吸道应从以下几方面入手：

（1）避免受凉：当人体受凉时，呼吸道血管收缩，血液供应减少，局部抵抗力下降，病毒容易侵入。因此，冬季保护呼吸道的重点是要注意防寒保暖。

（2）净化室内空气：呼吸道是空气必经场所，空气污浊最容易引发呼吸系统疾病，因此要注意保持室内空气清新。应定时开窗通风，保持空气流通；阳光充足时，尽可能地让阳光射进室内，因为阳光中的紫外线具有杀菌作用；也可用食醋熏蒸房间消毒。

（3）补充营养：多吃些鱼、肉、蛋、奶等蛋白质丰富的食物，增强机体免疫力；多吃富含维生素C的新鲜蔬菜水果，可中和体内毒素，提高抗病能力。冬季气候干燥，空气中尘埃含量高，人体鼻黏膜容易受损，要注意多喝水，让鼻黏膜保持湿润，能有效抵御病毒的入侵，还有利于体内毒素排泄，净化体内环境。

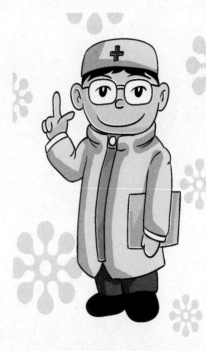

（4）注意个人卫生和个人防护：要注意勤洗手、勤漱口，不要用脏手触摸脸、眼、口等部位；出门在外要尽可能站在空气流通较好的地方，尽量少到拥挤的公共场所；雾天、大风天外出应戴口罩。

害颗粒物后，可能会出现流鼻涕、流泪、打喷嚏、咳嗽、咳痰等刺激症状和变态反应。

沙尘天气有什么危害

沙尘中含有很多颗粒物，颗粒物对人体的危害程度主要决定于颗粒的大小，＞10微米的颗粒物，几乎都可被鼻腔和咽喉所捕集，不进入肺泡。而沙尘中较多的是对人体危害最大的＜10微米的颗粒物，颗粒表面富集各种有害物质，直径在0.5～5微米的微小颗粒可经过呼吸道沉积于肺泡。随着吸入肺内的小颗粒的增加与累积，一旦超过肺本身的清除能力，就会沉积于肺内，这些颗粒物持续不断地作用，会导致肺及胸膜病变的风险增高，引起支气管炎、肺炎、肺气肿等疾病。老人和小孩的呼吸道防御功能低下，患病的风险更大。原来患有慢性阻塞性肺疾病、支气管哮喘、支气管扩张等疾病的患者，在沙尘天气吸入一定量的颗粒物将会出现旧病复发，使原有的呼吸道症状如咳嗽、咳痰、喘憋等加重，甚至由于呼吸道感染诱发其他系统疾病。过敏体质的个体在沙尘天气里，眼、鼻、喉等直接接触有

怎样减少沙尘天气对身体的危害

有呼吸道疾病及抵抗力较弱的人在沙尘天气应尽量减少外出。如果非要外出，最好戴防尘、滤尘口罩，以减少沙尘颗粒的吸入；也可用湿毛巾、纱巾等保护眼、口、鼻；还可以采用戴眼镜、穿戴防尘手套、鞋袜、衣服等措施，保护眼睛和皮肤。

通过这些方法可以有效地减少风沙对呼吸道的刺激，减少或防止灰尘进入肺脏，对身体是有好处的。对于抵抗力相对较弱的慢性支气管炎、哮喘、支气管扩张等慢性呼吸系统疾病患者以及老人、小孩和患有呼吸道变态反应性疾病的人群，应尽可能远离粉尘源，即使在家中也应该及时关闭门窗。如果在风沙天里不注意保护，将会旧病复发，或者引发其他疾病。此外，回到家后，可以用清水漱漱口，清理一下鼻腔，减少感染的概率。由于

沙尘天气发生时风大、气候更为干燥，要多喝水加快体内代谢废物的排出，以增强对环境的适应能力。由于沙尘天气诱发了慢性呼吸道疾病的患者应及时用药，病情加重时尽早就医。

吸烟对呼吸系统有哪些损害

烟草的烟雾中至少含有三种危险的化学物质：焦油、尼古丁和一氧化碳。

焦油由好几种物质混合而成，在肺中会浓缩成一种黏性物质。

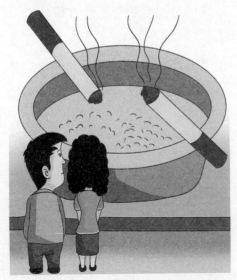

尼古丁是一种会使人成瘾的药物，吸收后主要是对神经系统发生作用。

一氧化碳能减低红血球将氧输送到全身的能力。

专家提醒

被动吸烟是指生活和工作在吸烟者周围的人们不自觉地吸进烟雾尘粒和各种有毒的物质。许多实验表明，吸烟者在吸烟时，约把70%的烟雾吐到空气中，供旁人"分享"，被动吸烟吸入的烟尘中有害物质浓度并不比吸烟者低。研究显示，吸烟者吐出的烟雾中，烟焦油含量比吸烟者吸入的烟雾中的多2倍，一氧化碳多4倍。

一个每天吸15～20支香烟的人，其易患肺癌、口腔癌或喉癌致死的概率，要比不吸烟的人大14倍；吸烟是导致慢性支气管炎和肺气肿的主要原因，而慢性肺部疾病本身，也增加了得肺炎及心脏病的危险，并且吸烟也增加了高血压的危险。肺中排列于气道上的细毛，通常会将外来物从肺组织上排除。这些绒毛会连续将肺中的微粒扫入痰或黏液中，将其排出来，而烟草烟雾中的化学物质除了会致癌，还会逐渐破坏一些绒毛，使黏液分泌增加，于是肺部发生慢性疾病，容易感染支气管炎。明显地，"吸烟者咳嗽"是由于肺部清洁的机械效能受到了损害，于是痰量增加了。

为什么多采用胸式呼吸和腹式呼吸

从呼吸运动的进行过程可知，呼吸运动主要依靠呼吸肌的舒缩来完成，分别表现为胸腹两个部位的活动。一是肋间外肌舒缩引起肋骨和胸骨运动，引起胸廓前后、左右径增大，表现以胸部活动为主；一是膈肌收缩，使胸廓的上下径增大，表现以腹部活动为主。吸气时，膈肌收缩，膈的隆起部下降，上腹部脏器如肝、脾等随之下降，于是前腹壁向外突出；呼气时则相反，前腹壁向内复位。以肋骨和胸骨活动为主的呼吸运动，称胸式呼吸；以膈肌运动为主的呼吸运动，称腹式呼吸。

正常成人的呼吸运动为混合型。在特殊情况下，可表现某一种形式为主的呼吸运动，如肝脾大、腹腔肿瘤、腹膜炎等腹部病变时，

由于膈肌受限，可出现明显的胸式呼吸；在患结核性胸膜炎、胸腔积液、肋软骨炎、肋骨骨折及脊髓胸段靠上的部位横断时，可出现明显的腹式呼吸。所以，临床上观察呼吸类型可辅助诊断某些疾病。

许多老年患者饱受呼吸系统疾病的困扰，比如慢性阻塞性肺疾病、哮喘、肺间质纤维化等，都会导致肺功能下降，因此必须科学合理地进行呼吸运动锻炼。腹式呼吸就是一种简单高效的呼吸运动锻炼方法，除了有助于增加通气量，降低呼吸频率，还能促进咳痰能力，缓解呼吸困难。胸腔是个上小下大的锥形腔，膈肌位于胸腔的底部，它只要移动一点就能明显改变锥形腔的容积。事实上，膈肌向下移动1厘米，通气量就能增加250～350毫升。有效的腹式呼吸训练可使横膈活动范围增加2～3厘米。

老年人如何提高肺功能

老年人因生理功能逐渐减退，加之肺和支气管组织常会出现病理性变化，肺功能也会逐年降低。老

年人如采用以下几种非药物锻炼方法，可以增强体质，改善肺功能，也有助于老人健康长寿。

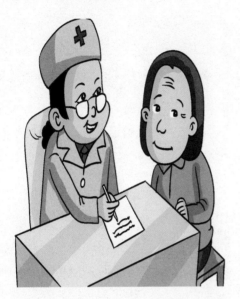

腹式呼吸法：通过横膈活动来增强肺通气量。患者将一手放在上腹部，呼气时手随腹部下陷，并稍加压力，吸气时上腹部承受此压力，将腹部徐徐隆起。每日3～5次，每次3分钟。患者在进行腹式呼吸时，还要注意放松全身肌肉。呼气时要使腹部下陷，应避免用力。吸气时要鼓腹，时间要稍比呼气长。每次吸气后不要立即呼气，要稍停片刻。

吹笛呼气法：能有效防止因炎症侵袭而导致支气管的过早闭塞。具体方法是：先用鼻吸气一口，然后把嘴唇缩成吹笛状，使气体通过缩窄的口形，徐徐呼出，随即再重复。做五次后稍停一会儿，再重做。吸气时宜用鼻腔，空气在鼻腔里过滤和湿润，便减少了对气管的不良刺激。

扩胸法：老年慢性支气管炎患者肺部组织弹性降低，肺活量减少，心肺功能易受损，严重时会出现肺不张，呼吸常感困难。扩胸法能使心肺功能增强。具体方法是：

专家提醒

步行锻炼可增强体力，以提高吸氧能力，改善身体缺氧状况。先慢步行走，其速度以不引起气促、气短为宜。行走时挺直胸膛，配合呼吸训练，可采用四步一吸气、六步一呼气，每天1～2次。坚持1～2周后，可改为走跑交替，如慢跑30秒，走30秒，以后逐步增加慢跑时间，以至全部慢跑。锻炼时间从每次5分钟开始，逐步可增加至每次10～15分钟。锻炼强度以仅出现轻度气短为度。此法需长期坚持（1年或以上）方能取得明显效果。

站立，双臂张开，做扩胸活动，每次舒展胸部3分钟。扩胸同时可左右上下活动颈部，自由自在地耸抬双肩、侧侧身，作深长呼吸。整个过程要放松自然，每次扩胸完毕后可用双拳轻捶上背或用手掌连续拍击胸部20～30次。

怎样通过步行锻炼改善肺功能

老年人因生理功能逐渐减退，加上肺和支气管组织常会出现病理性变化，肺功能会逐年降低。医学观察证明，老年人步行锻炼能促进血液循环，提高吸氧能力，改善身体缺氧状况，对改善老年人肺功能非常有帮助。步行可采用的方法有：

（1）变速行走法：两腿按一定速度行走，可促进腹部肌肉有节律地收缩。加上双臂的摆动，也有助增加肺的通气量，使肺功能得到加强。每日步行路程以1000～2000米（根据自己身体状况而定）为宜。行走时需变换速度，如先采用中速或快速走30秒至1分钟，后缓步走2分钟，交替进行。每天行走1～2次，早晚进行最好。

（2）匀速行走法：每天坚持行走1500～3000米的路程，行走速度保持均匀适中，并且不中断地走完全程。可根据体力逐步增加路程，每次走完以略感疲劳为度。长距离行走主要是训练耐力，有助增强肺活量。此法需长期坚持，方能取得明显效果。可每天行走一次，此法较适合于年老体弱者。

注意：老人在行走时如出现明显头昏、眼花、胸闷、胸痛等不适症状，应暂停锻炼。呼吸道感染或合并心力衰竭的老人，也不宜采用步行锻炼。

第二章

肺部常见病防治

人体呼吸系统是个开放的系统。一个成年人的肺有100平方米的面积用于气体交换，每天有10000升气体进出呼吸道，因而特别容易受到外来物质的损伤和感染。肺非常容易受到外来物质的侵袭，如尘埃颗粒、花粉、真菌孢子、细菌、病毒和空气中的污染物等。当各种原因（会厌功能障碍引起误吸、咳嗽反射减弱、长期吸烟）引起人体的防御机制不足以抑制时，各种病原微生物或炎性物质侵入呼吸道或者外界的刺激过强，就必然引起呼吸系统感染。

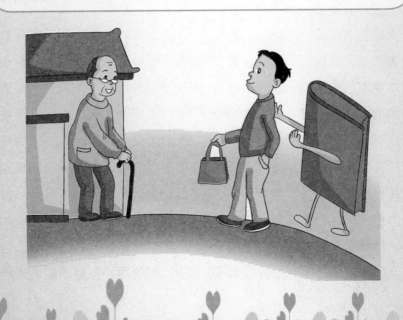

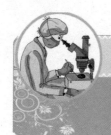

上呼吸道感染

 什么是上呼吸道感染

上呼吸道感染是指鼻腔、咽或喉部急性炎症的概称，是呼吸道最常见的一种传染病，传染性较强，而且可引起严重并发症。急性上呼吸道感染有70％～80％由病毒引起。主要有流感病毒（甲、乙、丙）、副流感病毒、呼吸道合胞病毒、腺病毒、鼻病毒、埃可病毒、柯萨奇病毒、麻疹病毒、风疹病毒等。细菌感染可直接或继病毒感染之后发生。可通过含有病毒的飞沫或被污染的用具传播。上呼吸道感染全年皆可发病，冬春季节多发，多数为散发性，但常在气候突变时流行。当有受凉、淋雨、过度疲劳等诱发因素，使全身或呼吸道局部

防御功能降低时，原已存在于上呼吸道或从外界侵入的病毒或细菌可迅速繁殖，尤其是老幼体弱或有慢性呼吸道疾病如鼻旁窦炎、扁桃体炎者，更易罹患。

主要有以下不同类型：普通感冒、病毒性咽炎和喉炎、疱疹性咽峡炎、咽结膜热、细菌性咽-扁桃体炎。临床表现为：发热、咽干、咽部发痒或灼热感、咽痛、咳嗽、声嘶、喷嚏、流涕、鼻塞，又或是伴口唇部单纯疱疹，或听力减退，也可出现流泪、味觉迟钝、呼吸不畅等。全身症状有乏力、全身酸痛、肌痛、腰痛及食欲减退。如无并发症，5～7日内上述症状可以自行消退而痊愈。上呼吸道感染一般预后良好，常于5～7天内自愈。但血液病、恶液质、免疫功能低下或继发

细菌感染的患者，可以继发副鼻窦炎、中耳炎、喉炎、支气管炎、肺炎、风湿病或肾炎。

急性上呼吸道感染有哪几种

根据不同临床表现分为普通感冒、病毒性咽炎、急性病毒性喉炎、咽结膜热、细菌性咽-扁桃体炎。具体如下：

（1）普通感冒：俗称"伤风"，又称急性鼻炎或"上感"。潜伏期短（为数小时或1～3天）。首先感觉全身不适，轻度畏寒，初期有咽干、咽痒或烧灼感，发病同时可有喷嚏、鼻塞、可伴咽痛、流泪、味觉迟钝、呼吸不畅、声嘶、少量咳嗽等。检查可见鼻腔黏膜充血、水肿、有分泌物，咽部轻度充血。如无并发症，数日后恢复正常，整个病程持续1周左右。

（2）病毒性咽炎：临床特征为咽部发痒和灼热感，当有咽下疼痛时，常提示有链球菌感染。体检可见咽黏膜充血、水肿，悬雍垂红肿下垂，侧壁和后壁淋巴滤泡肿胀、充血，颌下淋巴结肿大且触痛。

（3）急性病毒性喉炎：表现为声音嘶哑，说话费力，严重者失音。喉部发痒，干燥，有异物感。一般1周左右症状逐渐消退，声音可完全恢复正常。检查前应注意患者声音嘶哑的情况，常常能反映喉部病变的程度。间接喉镜检查可见喉黏膜及声带呈弥漫性充血、肿胀，声门闭合不全，喉及声带常有分泌物附着。

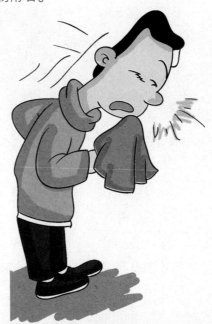

（4）疱疹性咽峡炎：表现为明显咽痛、发热，病程约1周。检查可见咽充血，软腭、腭垂、咽及扁桃体表面有灰白色疱疹或浅表溃疡，周围有红晕。多于夏季发作，多见于儿童，偶见于成人。

（5）咽结膜热：临床表现有发热、咽痛、畏光、流泪，咽及结合膜明显充血。病程4~6天，常发生于夏季，游泳中传播。儿童多见。

（6）细菌性咽-扁桃体炎：多由溶血性链球菌引起，其次为流感嗜血杆菌、肺炎球菌、葡萄球菌等引起。起病急，明显咽痛、畏寒、发热，体温可达39℃以上。检查可见咽部明显充血，扁桃体肿大、充血，表面有黄色点状渗出物，颌下淋巴结肿大、压痛，肺部无异常体征。

上呼吸道感染与其他类似病的区别

（1）过敏性鼻炎：临床表现与上呼吸道感染类似，但过敏性鼻炎起病急骤，鼻腔发痒、喷嚏频繁、鼻涕呈清水样，持续时间短，发作与环境或气温突变有关。有时异常气味亦可引起发作。鼻黏膜苍白、水肿、分泌物有较多嗜酸性粒细胞。

（2）流行性感冒：常有明显的流行趋势、起病急、全身症状重、高热、全身酸痛、眼结膜炎症明显，但鼻咽部症状较轻，病毒分离或血清学诊断可供鉴别。

（3）急性传染病前驱期症状：如麻疹、脊髓灰质炎、脑炎、伤寒等。在患病初期常有上呼吸道感染症状，注意流行病学资料。在流行季节及流行区应密切观察，并进行必要的实验室检查。

患者常表现为突然畏寒、高热、头痛、怕冷、寒战、头痛剧烈、全身酸痛、疲乏无力、鼻塞、流涕、干咳、胸痛、恶心、食欲缺乏，婴幼儿或老年人可能并发肺炎或心力衰竭等症状。治疗应以清热解毒、疏风透表为主。患者可选用香雪抗病毒口服液、防风通圣丸、重感灵片、重感片等药物治疗。如果上呼吸道单用银翘解毒片、强力银翘片、夏桑菊感冒片或牛黄解毒片等药物治疗，则疗效较差。

上呼吸道感染如何对症治疗

临床选用含有解热镇痛及减少

鼻咽充血和分泌物的抗感冒合剂或中成药。如发热、头痛可选用对乙酰氨基酚（扑热息痛）、复方阿司匹林等药物或六神丸口服，声音嘶哑可用超声雾化治疗，鼻塞、流涕可用1％麻黄碱滴鼻。

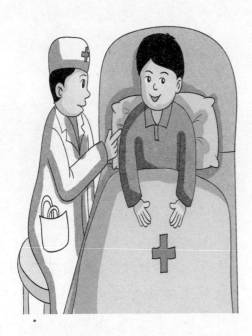

如有细菌感染可根据病原菌选用敏感抗生素，如青霉素、第一代头孢菌素、大环内酯类、喹诺酮类等抗生素。具体使用方法遵医嘱。

早期应用抗病毒药有一定效果，如利巴韦林（孕妇和准备怀孕的妇女禁用）、奥斯他韦、金刚烷胺、利巴韦林。具体使用方法遵医嘱。

中医中药治疗临床可选用清热解毒口服液和双黄连口服液。

上呼吸道感染可能出现的并发症有哪些

上呼吸道感染患者如果注意休息、多饮水，本病多在1周左右能自愈。但如果治疗护理不当，还能导致其他疾病的发生，需要引起高度警惕。上呼吸道感染常见并发症包括急性鼻窦炎、急性中耳炎、急性气管支气管炎、风湿热、急性肾小球肾炎、病毒性心肌炎。其中心肌炎常见于上呼吸道感染时不休息，反复上呼吸道感染者，病情隐性发展，可以导致猝死，是并发症中最厉害的一种。对于有心脏病家族史者，在上呼吸道感染开始后的第14日可检查心电图与心肌酶谱，力求早期发现与治疗。急性肾炎常发生在上呼吸道感染开始后的第14日前后，与机体对链球菌的免疫反应有关，常见症状有头痛、下肢或面部水肿、少尿等，需要检查尿常规确诊。老年人有慢性支气管炎等慢性肺部疾病时，病原体可沿气管、支气管向下蔓延，发展成下呼吸道感染。如出现慢性支气管炎急性加重，此时咳嗽加重、痰多、咳脓痰，甚至出现呼吸急促，口周发青、发热加重等。如果出现以上情况，往往提示感染加重，应及时就医。

如何预防上呼吸道感染

（1）在上呼吸道感染流行季节应勤洗手、常通风、保持口腔清洁，应该经常用清水或淡盐水漱口，还要注意牙刷的清洁。注意足部保暖。

（2）研究表明，进食高热量、高脂肪、高蛋白饮食易引起上呼吸道感染。预防上呼吸道感染的新方法是饮食要荤素搭配，常喝白开水，饮食不要过咸，提倡每餐八分饱。

（3）坚持冷水洗脸和晚饭后大步走至少30分钟，可增强人体耐寒、抗病能力。在上呼吸道感染流行季节，见人打喷嚏，应该立即转身，保护眼睛、鼻子，必要时如处

专家提醒

大多数上呼吸道感染患者，多有自己服药的经历。在用药前应仔细阅读药品说明书，按时按量服药，不要随意增减药量。如果没有继发细菌感染（如咽喉肿痛、咳黄痰等），无须用抗生素。服药期间忌饮酒。含有盐酸伪麻黄碱的抗感冒药，老年人及心脏病、原发性高血压、甲状腺功能亢进症、肺气肿、青光眼和前列腺肥大的患者均须慎用。凡飞机、车船驾驶人员或其他机械操作者、高空作业者，工作时间禁用含有马来酸氯苯那敏或盐酸苯海拉明的抗感冒药，肝、肾功能不全的患者慎用抗感冒药。大部分抗感冒药的复方制剂，成分较多，可出现一些不良反应，如心率低、头晕、嗜睡、激动、嗳气、纳差、便秘、恶心、口干、心悸、皮疹等，一般可自行恢复。

在密闭环境中应该戴口罩。充足的睡眠可以大大提高身体抵抗上呼吸道感染的能力。

（4）不忧郁、不紧张、不过劳、不熬夜、要快乐。忧愁、紧张最易使人患上呼吸道感染，经常熬夜、过度劳累，是上呼吸道感染多发不愈的重要因素。

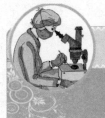

第二节
急性气管支气管炎

 急性气管支气管炎有哪些发病原因

急性气管支气管炎是由病毒、细菌感染、物理、化学刺激或过敏引起的气管-支气管黏膜的广泛急性炎症。临床主要表现为咳嗽、咳痰。常发生于寒冷季节或气候突变时节。

（1）感染：可由病毒、细菌直接感染，也可因急性上呼吸道感染的病毒或细菌蔓延引起本病。最常见的病毒有呼吸道合胞病毒、副流感病毒、腺病毒等；常见致病细菌为流感嗜血杆菌、肺炎球菌、链球菌、葡萄球菌较常见，肺支原体也可引起本病等。常在病毒感染的基础上继发细菌感染。

（2）物理、化学因素：过冷空气、粉尘、刺激性气体或烟雾（如二氧化碳、二氧化氮、氨气、氯气等）的吸入，对气管-支气管黏膜急性刺激等亦可引起急性气管支气管炎。

（3）过敏：常见的致敏原包括花粉、有机粉尘、真菌孢子等的吸入；钩虫、蛔虫的幼虫在肺移行；或对细菌蛋白质的过敏，引起气管支气管的过敏炎症的反应等。

感染是最主要的病因，过度劳累、受凉是常见诱因。

 急性气管支气管炎有哪些临床表现

常先有急性上呼吸道感染症状，如鼻塞、喷嚏、咽痛、声嘶等。当炎症波及气管、支气管黏膜，出现咳嗽、咳痰，开始为频繁干咳，伴胸骨后不适，痰由黏液性转为黏液脓性，偶有痰中带血。如伴有支气管痉挛，可有气急和喘鸣，可有发热，全身不适，体温在38℃左右，伴头痛及全身酸痛等。咳嗽和咳痰可延续2～3周才消失，如迁延不愈，日久可演变为慢性支气管炎。

急性气管支气管炎容易与哪些疾病混淆

（1）多种急性感染性疾病：如肺结核、肺脓肿、支原体肺炎、麻疹、百日咳、急性扁桃体炎及鼻后滴漏综合征、咳嗽变异性哮喘、胃-食管反流性疾病、间质性肺疾病、急性肺栓塞和肺癌等在发病时常有咳嗽，类似于急性气管支气管炎的咳嗽症状，故应深入检查，加以鉴别。

（2）流行性感冒：起病急骤，发热较高，全身中毒症状如全身酸痛、头痛、乏力等明显而呼吸道局部症状较轻。常有流行病史，依据病毒分离和血清学检查可以鉴别。

（3）急性上呼吸道感染：鼻咽部症状明显，一般无咳嗽、咳痰，

可有刺激性咳嗽，仅有少量黏液痰，肺部无异常体征。

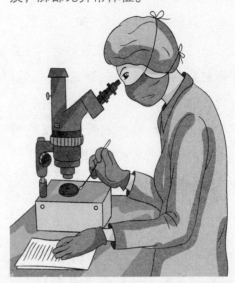

急性气管支气管炎如不经适当治疗或治疗不及时可引起肺炎，白细胞升高者可能继发细菌感染。

身体健壮的小儿少见并发症，但营养不良、免疫功能低下、先天性呼吸道畸形、慢性鼻咽炎、佝偻病等患儿不但易患支气管炎，且易并发肺炎、中耳炎、喉炎及鼻旁窦炎。

如何治疗急性气管支气管炎

1. 对症治疗

（1）患者有全身症状时，应注意休息和保暖，多饮水。

（2）咳嗽较剧无痰时，可用咳必清或咳美芬。对久咳不愈的患者，必要时可使用可卡因。

（3）痰量较多或较黏时，可应用祛痰剂，如复方甘草合剂，沐舒坦或溴己新。

（4）刺激性咳嗽宜用蒸汽吸入，或用生理盐水超声雾化吸入。

专家提醒

由于呼吸道病毒感染常是细菌性气管-支气管炎的诱发因素，因此平日开展体育锻炼，进行耐寒训练以增强体质，防止感冒，常是预防呼吸道感染的有效措施。改善劳动卫生环境，防止空气污染，做好个人防护，防止有害气体、酸雾和粉尘外逸，避免接触诱发因素和吸入过敏原。

（5）如有支气管痉挛，可用氨茶碱，博利康尼或舒喘灵。

（6）如有发热、全身酸痛者，可用布洛芬。

2. 抗生素治疗

如果是细菌性支气管炎，可根据感染的病原体及药物敏感试验选择抗生素治疗。如青霉素、磺胺制剂、螺旋霉素、喹诺酮类、头孢菌素等。一般口服抗生素有效，病情较重者可用静脉注射抗生素治疗。

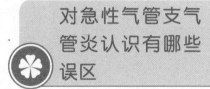

对急性气管支气管炎认识有哪些误区

（1）误区一：急性气管支气管炎是呼吸道细菌感染，一定要服用抗生素。大部分急性气管支气管炎是由病毒引起，而抗生素只对细菌性感染有效，对病毒无效。

（2）误区二：咳嗽时滥用止咳化痰药。许多急性气管支气管炎患者去药店随便买止咳药治疗，这样盲目的治疗是错误的，因咳嗽可分为干咳（无痰）和湿咳（即有痰的咳嗽），如无痰而剧烈的干咳，可适当使用镇咳药，并不需要口服祛痰药。多痰湿咳者则应使用祛痰药，以利于痰液排出。

（3）误区三：急性气管支气管炎是小病，咳咳就会好。有的人认为急性气管支气管炎是小病，自己体质好，扛扛就过去了。其实，急性气管支气管炎是气管、支气管

呼吸病自助防治方案

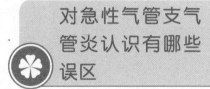

黏膜的急性炎症，一定要及时、有效地治疗，如不及时治疗，则可转变为肺炎，甚至发展为慢性支气管炎，持续多年不愈，严重影响工作和生活。

急性气管支气管炎的饮食治疗原则是什么

饮食治疗的目的是供给足够的热能、蛋白质及富含维生素的食物，以增强患者机体的免疫力，减少反复感染的机会。

（1）饮食调整：体重正常的患者给予平衡饮食，以增强呼吸道的抵抗能力；体重低于正常者，应供给高热能、高蛋白饮食，以利于受损伤的支气管组织修复。患者由于消化道细胞缺氧而使得食欲减退，应采用少量多餐的进餐方式，每天可分为6次。供给易于消化吸收的食物，蛋白质供给量为1.2～1.5g/kg体重，应以动物蛋白和大豆蛋白等优质蛋白为主。

（2）适量限食奶类制品：奶制品易使痰液变稠，使感染加重，应避免食用。因奶制品是钙的主要来源，在不食用奶制品时，应注意每天补充钙1克。2.5克碳酸钙即含有1克钙。

（3）补充维生素：为增强机体免疫功能，减轻呼吸道感染症状，促进支气管黏膜修复，应补充足够的维生素A和维生素C，每天供给量为维生素C100毫克，维生素A5000国际单位即可满足机体的需要。

（4）增加液体摄入量：大量饮水，有利于痰液稀释，保持气管通畅；每天饮水量至少2000毫升。

（5）忌刺激性食物：过冷、过热，或其他有刺激性的食物，可刺激气管黏膜，引起阵发性咳嗽，应尽量避免。

（6）咀嚼障碍者给予软食：若呼吸困难影响咀嚼功能时，应供给软食，以便于咀嚼和吞咽。

第三节
慢性支气管炎

 什么是慢性支气管炎

慢性支气管炎是由于感染或非感染性因素引起的气管、支气管黏膜及其周围组织的一种慢性非特异性炎症，以咳嗽、咳痰伴有喘息及反复发作的慢性过程为特征，为我国尤其是北方地区的常见病、多发病，且患病率随年龄增长而上升。我国的慢性肺源性心脏病95％左右继发于慢性支气管炎。

本病的主要表现为咳嗽、咳痰、喘息。由于支气管黏膜充血、水肿，管腔内分泌物的聚积引起咳嗽。一般以早晨起床后及夜间睡前咳嗽较为明显。早期患者咳嗽声音清朗有力，多为单声咳嗽或间断咳嗽，随病情进展咳嗽声音变得低沉

有力，且多为连声咳嗽，阵发性出现。咳痰以清晨较多，其原因为夜间睡眠时副交感神经兴奋，支气管分泌物增多，且蓄积在管腔内，起床后或体位变化可引起刺激性排痰。痰一般为白色黏液或透明泡沫状，合并感染时可变为黄脓痰，痰量增多，有时痰量每日可达100毫升，咳嗽较剧时可致支气管黏膜血管破裂，引起咯血或痰中带血。

喘息是由于支气管黏膜水肿、管壁肥厚、痰液阻塞及支气管痉挛所致，其程度可随病情进展逐年加重，以致患者的日常生活活动亦受限制。查体时，医师在胸部可听到散在的干湿性啰音，多在肺底部及背部，在咳嗽排痰后可减轻或消失。喘息时可听到哮鸣音。当出现感染时，除上述咳、痰、喘症状加

重外，患者可有畏寒、发热、乏力等。重症患者可由此诱发呼吸衰竭甚至死亡。

吸烟与慢性支气管炎发病有关吗

吸烟对健康的危害早已引起世界各地广泛重视。吸二手烟对健康的危害更大。

吸烟的烟雾中可以分离出3000～4000种有害成分，主要为焦油、尼古丁、一氧化碳、一氧化氮、氰氢酸和丙烯醛6种。尼古丁是使吸烟者成瘾的物质，氰氢酸、一氧化氮等与慢性支气管炎的发病有关。各国的调查一致表明吸烟者比不吸烟者咳痰多，并随着吸烟时间及支数的增加而加重。在大气污染较重的情况下，中度吸烟者发展成为严重支气管炎的机会更多。此外，大气污染和吸烟还有协同作用。

吸烟同样也是造成肺气肿的一种主要危险因素。肺气肿的产生是由于弹性蛋白酶及其抑制剂之间的平衡失调，引起肺实质弹力网状结构的破坏所形成的病理改变。吸烟对肺气肿

的影响主要为：①影响蛋白酶抑制剂的失活。②增加弹性蛋白酶的释放。③影响结缔组织的正常修复及正常合成，阻断弹性蛋白酶的交联过程而抑制肺弹性蛋白的修复。因此吸烟已成为肺气肿的主要危险因素。

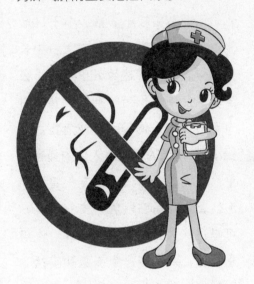

值得提出的是不论支气管炎发展到什么阶段，戒烟后症状均能得到减轻。

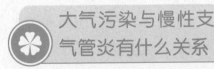 大气污染与慢性支气管炎有什么关系

大气污染物进入人体后，可对呼吸道、神经系统、造血器官等产生毒性作用，而以呼吸道最为常见。因此，大气污染是导致急性和

慢性支气管炎的原因之一。

（1）烟尘：是大气污染物的主要成分。烟尘颗粒大小不同，对健康的影响也不一样。直径大于10微米的烟尘称降尘，由于重力关系进入大气后很快降落，不易被人体吸入，因此危害较小。直径小于10微米的烟尘称为飘尘，能在大气中长期飘浮，距离可达数公里至数十公里，大气中蓄积污染加重，并吸附有毒气体被人体吸入造成危害。直径小于5微米的飘尘对人体的损害是最严重的，它可进入细支气管和肺泡。飘尘滞留在气管、支气管时，可与进入人体的有害气体联合作用于机体，对黏膜产生刺激和腐蚀，引起炎症和增加气道阻力，导致慢性支气管炎的发生。滞留在细支气管和肺泡部位的飘尘，与二氧化氮等协同作用，损伤肺泡与支气管黏膜，引起支气管炎和肺炎。

（2）二氧化硫：是一种窒息性气体，产生于石油化工厂、发电厂、染料厂等。由于二氧化硫易溶于水，吸入时易被呼吸道黏膜表面的黏液吸收，引起急性支气管炎，极高浓度时可发生声门水肿或肺水肿。当空气中二氧化硫浓度为 $5 \times 10^{-6} \sim 10 \times 10^{-6}$ 克/立方米时，长期吸入，可引起慢性支气管炎。由于呼吸道阻力增大和呼吸道炎症所致的通气障碍以及肺泡本身受到二氧化硫破坏可导致肺气肿。

专家提醒

患者多数起病隐匿，易被忽略。主要症状是咳嗽、咳痰。初期症状仅在寒冷季节出现，重症患者四季不断，在冬春季加剧，早晚加重。痰多为白色黏痰，细菌感染时呈脓痰，若咳嗽剧烈使支气管黏膜微血管破裂则出现血痰。痰量以夜间或清晨较多，因夜间睡眠后，迷走神经相对兴奋，支气管腺体分泌增多，管腔内痰液滞留，起床后由于体位改变和痰液流动，反射性地咳出大量痰液。喘息由支气管痉挛、支气管黏膜水肿、管壁肥厚和痰液阻塞引起。

（3）氮氧化物：氮氧化物主要来源于氮肥厂、染料厂、合成纤维厂和汽车废气等。造成大气污染的主要成分为二氧化氮。它的毒性较大，对呼吸器官有刺激作用，由于较难溶于水，因而能侵入呼吸道深部，造成支气管和肺泡的损害。大气中的二氧化氮与烃类，在特殊的气象和地理条件下，经太阳紫外线照射所形成的光化学烟雾（如臭氧）也与急性或慢性支气管炎的发病有关。

目前，大气污染已在全世界范围内成为一个严重的环境卫生问题。因此，我们必须加强环保意识，减轻（少）环境污染，维护生命健康。

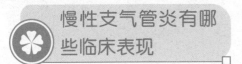

慢性支气管炎有哪些临床表现

慢性支气管炎是指气管、支气管黏膜以及周围组织的慢性非特异性炎症。发病原因常与吸烟、大气污染、感染、寒冷、变态反应（过敏）等因素有关，病情进展缓慢，常并发阻塞性肺气肿甚至肺动脉高压、肺源性心脏病。它是一种严重危害人民健康的常见病，尤其以老年人多见。

慢性支气管炎病情发展较缓慢，多反复发作，发作与季节和气温有密切关系。一般认为，发病的高峰在秋末冬初，隆冬季节发病者反而减少，但到下年3月份又可出现发病高峰。其原因可能是秋末冬初天气变化比较剧烈，而隆冬季节气温变化相对稳定。寒冷，尤其是在气温突然下降时呼吸道局部小血管痉挛、缺血，血液循环障碍，使呼吸道防御功能下降，同时影响黏膜上皮细胞纤毛运动，减低了净化清除作用，使细菌、病毒入侵，容易发病。夏季气候转暖时多自然缓解。

本病主要症状为咳、痰、喘。因炎症类型不同，病程长短不一样，有无并发症，而临床表现可有所不同。

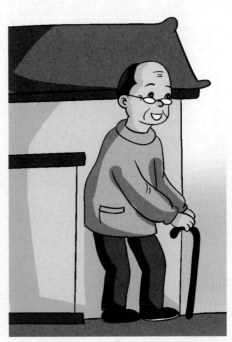

（1）咳嗽：多因分泌物积聚于支气管腔而引起反射性咳嗽，支气管黏膜充血、水肿、异物刺激也可引起咳嗽。咳嗽的严重程度与支气管黏膜的炎症及痰量的多少有关。一般以晨起及夜间临睡前较为明显。在病程的早期，患者的咳嗽声音清朗有力，多为单声咳嗽或间断咳嗽。随着病情的发展，痰量增多，咳嗽声变为重浊，而且是连声咳嗽，阵发性发作。并发肺气肿以后咳嗽变得低沉而无力。病情较轻的患者一般都在气候突变或寒冷季节咳嗽明显，当气候转暖时咳嗽明显减轻或消失，而严重的患者一年四季均咳嗽，且冬天加重。

（2）咳痰：即排出支气管腔内积聚的分泌物。痰量以清晨较多，这是因为睡眠后，管腔痰液蓄积，加以副交感神经相对兴奋，支气管腺体分泌增多，早晨起床后体位改变，痰液流动引起反射性咳嗽而咳出大量痰液。一般为白色泡沫状，呈浆液性或黏液性，有细菌感染时可转为脓性，变为黄色或黄绿色黏液脓性痰。咳嗽剧烈时痰内可带血或血丝，这是由损伤了支气管黏膜的微血管引起的。

（3）喘息或气短：在慢性喘息性支气管炎的患者，可出现喘息或气短的症状。这是因为支气管痉挛有时也可由于支气管黏膜水肿、管壁肥厚、痰液阻塞引起，常伴有哮鸣音，早期可无气短，反复发作数年并发阻塞性肺气肿时，可伴有哮鸣音和轻重程度不等的气短，先有劳动后气喘，严重时动则喘，最后生活难以自理。

（4）查体：在急性发作期患者肺部可听到散在的干湿性啰音，多在背部及肺底部，于咳嗽后减少或消失。喘息型患者还可听到哮鸣音，呼气时间延长。

慢性支气管炎胸部X线检查有什么表现

X线检查是呼吸系统疾病中应用最广泛的诊断手段，检查方法包括胸部透视、胸部摄片和各种特殊检查及造影。CT扫描也是当前胸部检查的常用方法之一。

慢性支气管炎早期尚无病理改变，症状明显者X线胸片可发现以下改变：

（1）肺纹理改变：这是由于

支气管管壁的增厚，支气管周围炎症和纤维化等病理改变所致，支气管内分泌液的潴留也是形成肺纹理改变的原因之一。表现为双侧中下肺纹理增多、增粗，扭曲变形，边缘模糊，分布紊乱。这些改变主要见于单纯型慢性支气管炎支气管壁增厚，腔内有气体衬托时，肺纹理可形成轨道状的两条平行线状致密影，称为"双轨征"。

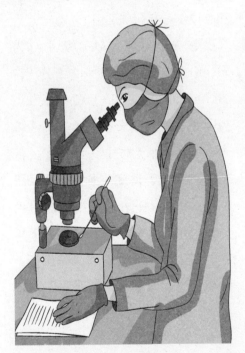

（2）肺间质纤维组织增生：可出现网状纹理。肺纹理减少、纤细而稀疏，则多见于喘息型慢性支气管炎。

（3）肺部片状阴影：慢性支气

管炎反复继发感染时，胸部X线检查显示肺纹理增粗，模糊不清，沿肺

专 家 提 醒

CT因其清晰度高，分辨率高，显示真正的断面图像，具有普通X线检查无法比拟的优点。但慢性支气管炎一般根据诊断标准辅以X线检查即可做出诊断，且CT价格昂贵，故很少作为首选检查手段。在临床症状不明确，疑有其他并发疾病时，可进行CT检查以鉴别。慢性支气管炎的CT表现：①弥漫性慢性炎症：肺野内多发小斑片状与斑点状密度增高影。②间质性纤维化改变：慢性支气管炎伴有轻度肺间质纤维化时，可见肺纹理紊乱呈网状，以肺野外周明显。③轨道征：为支气管管壁炎性增厚所致，呈支气管走行方向一致的平行线状高密度影，与普通X线胸片不同的是，CT在对肺气肿的早期检出与分类更加准确。包括小叶中心型肺气肿。对肺大泡，CT可显示泡壁整齐、规则的密度减低区。

第二章 肺部常见病防治

纹理可出现大小不等的片状阴影。

（4）胸膜改变：有时出现胸膜增厚及粘连，以横膈面上多见。

（5）肺气肿征象：肺气肿轻度者X线胸片诊断有一定限制，严重时表现为两肺透亮度增高，胸廓呈桶状，前后径增加，肋间隙增宽，肋骨走行变平，肺血管纹理纤细、稀疏或变直，以外围分支为主。

（6）支气管造影改变：疑有支气管扩张时，选择支气管造影检查，可发现支气管管腔粗细不等，走行扭曲变形、移位，有时呈串珠状或末梢不充盈。

（7）其他：有时肺野内可见单发或多发的肺大泡，直径大小不一，小者直径约10厘米，大者可占据胸腔内大部分。双侧膈肌下降，膈顶平直，肋膈角增大，心影狭长垂直，侧位片可见胸骨后间隙增宽。

慢性支气管炎患者为什么会出现缺氧

肺是气体交换器官。慢性支气管炎反复发作，病情进展到一定程度会出现气体交换异常，导致缺氧。主要原因为：①肺泡通气不足，支气管黏膜充血、水肿，痰液阻塞管腔，潮气量减低，导致总的肺泡通气量不足。②通气/血流比例失调：由于肺泡与毛细血管床的大量破坏，引起通气/血流比例失调，当比值＞1时，形成无效腔，比值＜1时，又会发生肺内动静脉分流，二者均可引起缺氧。此外，膈肌疲劳时，亦难以维持必要的肺泡通气量，肺泡通气量不足容易引起缺氧和（或）二氧化碳潴留。

临床上常常将缺氧级别分为轻、中、重度三级。动脉血氧分压在10.7～8.0千帕（80～60毫米汞柱）为轻度，动脉血氧分压在8.0～5.33千帕（60～40毫米汞柱）为中度，低于5.33千帕为重度，血氧分压低于8.0千帕为呼吸衰竭的指标。轻度缺氧时患者可有乏力，注意力不集中，智力减退，心率加快等症状。缺氧严重时患者可出现呼吸困难，口唇、指甲发绀，血压上升，腹胀厌食，少尿，烦躁或嗜睡甚至昏睡、昏迷等。临床上通过检测动脉血气分析来判断氧分压的高低和缺氧的轻重。

慢性支气管炎出现低氧血症，并非全部需要吸氧。如动脉血氧分压在8.0千帕（60毫米汞柱）以上，其动脉血氧饱和度大于90％以上，则能够达到组织氧的利用，不用吸氧。低氧血症患者多数伴二氧化碳潴留，应给予持续、低浓度氧疗，使血氧饱和度达90％，除吸氧外，应同时祛痰、平喘，通畅呼吸道，改善肺泡通气。并给予其他相应的治疗。

哪些疾病易与慢性支气管炎相混淆

慢性支气管炎的主要症状为咳嗽、咳痰、气喘，而这是呼吸系统疾病的共有表现，不能根据咳、痰、喘就盲目做出诊断，还需与下列疾病鉴别。

（1）支气管哮喘：本病以发作性喘息为特征，常于幼年或青年时期突然发病，可能有过敏史，或呈季节性发病，发作时两肺有哮鸣音，缓解后可无症状。一般容易与慢性支气管炎区别，但与喘息型支气管炎区别较困难，两者均有气喘和哮鸣音，应详问病史。喘息型慢性支气管炎多见于中老年，咳嗽、咳痰明显，咳嗽常发生在气喘之前。必要时进一步做支气管激发试验，支气管哮喘患者气道反应性可明显增高。

（2）支气管扩张：是一种常见的呼吸道化脓性疾病。支气管壁破坏，弹性减低，导致支气管持久性扩张。本病典型症状为慢性咳嗽，咳脓性痰，反复咯血，咯血量从少量血痰到大咯血，反复肺部感染，发热。血白细胞总数及中性粒细胞增高。X线胸片检查常见两肺中下部，肺纹理增粗，模糊伴小斑点状阴影等。这与慢性支气管炎的X线改变很类似，容易发生误诊。但如进一步做胸部CT扫描或支气管造影，可明确证实有无支气管扩张的存在。

（3）肺结核：是由结核杆菌感染引起的慢性传染病。肺结核的主要症状为发热、盗汗、疲乏等全身中毒症状，以及咳嗽、咳痰、咯血等呼吸道症状。胸部X线检查可以发现肺野内浸润病灶或伴有空洞，痰涂片抗酸染色可找到抗酸杆菌，目前肺结核患病年龄向老年推移，老年人由于免疫力低，毒血症状常不明显，或仅表现为慢性咳嗽，咳痰，就易与慢性支气管炎的症状相混淆，而被误诊。

呼吸道疾病症状主要有咳嗽，痰中带血，胸痛等。有的患者仅表现为慢性咳嗽。因此，对于40岁以上吸烟者有慢性咳嗽症状时，不能轻易诊断为慢性支气管炎，必须进行胸部X线检查，必要时行纤维支气管镜检查，以便明确诊断。部分细支气管肺泡癌的患者，胸片上有时可看到中下肺野有粟粒状阴影，但肺纹理增多而模糊，与慢性支气管炎的X线表现类似，易误诊。

何谓湿化治疗，适应证有哪些

湿化治疗是指应用湿化器将溶液或水分散成极细微粒，以增加吸入气体的湿度，使呼吸道和肺吸入含足量水分的气体，达到湿润气道黏膜，稀释痰液，保持黏膜纤毛正常运动和廓清功能的一种物理疗法。

其适应证主要有以下几种：

（1）吸入气体过于干燥：如氧疗时氧气筒内的气体往往湿度很

低，在吸入人体前常需进行湿化。我国北方冬春季节，空气干燥，如予湿化，可保护鼻和气道黏膜，预防鼻出血和上呼吸道炎症。

（2）高热、脱水：同样的室温和湿度，体温越高，湿度差就越大，从呼吸道丢失的水分就越多。患者在脱水情况下，气道水分供应不足，对吸入的气体不进行湿化，将致使呼吸道分泌物变稠厚，结痂，难以排出。治疗时一方面补充液体纠正水失衡，另一方面可同时进行湿化疗法。

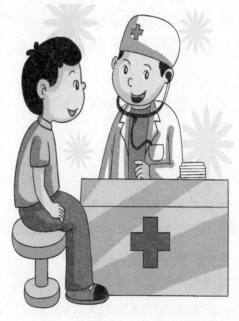

（3）痰液黏稠，咳痰困难：慢性支气管炎、支气管扩张、肺囊性纤维化等疾病，由于痰液黏稠而难

以咳出，或者因昏迷、衰弱、手术及神经肌肉疾病，致使咳嗽反射减弱或消失，常需加强湿化使痰液稀释便于排出。

（4）呼吸急促或过度通气：此时呼吸加快通气量增加，气道丢失水分和热能增加，常需湿化。常见病因有肺源性、心源性、神经精神性、中毒性及生理性疾病。

（5）气管旁路：气管插管或气管切开患者，由于上呼吸道的湿化和温热功能完全丧失，进入的气体必须充分湿化和温热，尤其人工气道行机械通气者。

（6）其他：如夜间或呼吸冷空气易诱发哮喘者，以及低温冻伤者。

临床上常用的湿化装置有氧疗中最常用的气泡式湿化器及热湿化器、加热"主流式"湿化器、雾化器等。常用的湿化剂有蒸馏水、高渗盐水、生理盐水等。

机械通气时，需要进行湿化治疗。

在湿化治疗过程中要注意以下事项：

（1）不宜湿化过度：湿化过度可使气道阻力增加，甚至诱发支气管痉挛，加重二氧化碳潴留。

（2）防止水潴留：水潴留过多，可增加心脏负担，有心肾功能不全者更易发生。

（3）湿化温度：湿化气温度<30℃或>40℃均可使支气管黏膜纤毛运动减弱或消失，甚至诱发哮喘发作和高热反应。

（4）防止痰痂阻塞气道：黏稠痰痂经湿化后可膨胀或脱落，进一步加重气道阻塞。此时可转动患者体位，叩拍背部或用导管吸痰，以利痰液排出。

（5）其他：湿化装置定期消毒，防止交叉感染。加强患者口腔护理。

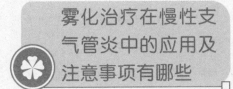

慢性支气管炎在什么情况下需要进行湿化治疗，应注意什么

雾化治疗在慢性支气管炎中的应用及注意事项有哪些

慢性支气管炎患者进行氧疗、感染高热时、痰液黏稠不易咳出，以及

雾化吸入疗法是一种以呼吸道和肺为靶器官的直接给药方法，作

用迅速，药物剂量小，全身不良反应小。其效果与雾化装置有关。由雾化器产生的雾粒直径1～5微米为最理想，吸入后可降落于各级支气管及肺泡，达到最佳效果。常用的雾化装置有：

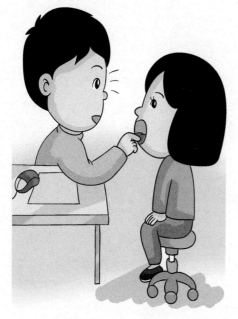

（1）定量吸入器：此方法是将雾化液置于有助动剂雾化器中，其内腔为高压，倒置向下用拇指按压顶部，喷嘴可定量喷出药物。携带方便，无交叉继发感染。正确的吸入方式应摇匀，将喷嘴放入口内，以慢速度深吸气，同时指压喷嘴，吸气屏气10秒。然后缓慢呼气，休息1～3分钟可再重复吸入。每次约有10%药液沉降在肺内。适用于任

何药物的吸入。

（2）干粉吸入器：此方法是将带有药粉的胶囊置于吸入器中，通过针刺使胶囊开放而吸入。较易掌握，对不能正确应用定量吸入者，可用干粉吸入器。

（3）雾化器：喷射雾化器以压缩空气或氧气为驱动力，常用驱动气流量4～12升/分，气雾微粒大小和每分钟气雾量受压缩气源气流量影响，一般置入药液4～6毫升，耗液量0.5毫升/分。雾化吸入时间5～15分钟。超声雾化器通过超声发生器薄板的高频振动将液体转化为雾粒，产生的气量比喷射雾化器要大，耗液量1～2毫升/分。每次雾化液量根据治疗要求决定。

慢性支气管炎患者应用平喘药物治疗，合并肺部感染时用抗生素雾化治疗。一般认为，抗生素雾化吸入对气道黏膜有刺激作用，易引起支气管痉挛，效果不佳，甚至引起细菌耐药，临床少用。目前主要应用平喘药物的治疗，如β_2受体激动剂、糖皮质激素、异丙托品、色苷酸二钠等。

慢性支气管炎进行雾化吸入治疗中应注意以下事项：

（1）定期消毒雾化器，避免污染和交叉感染。

（2）支气管痉挛严重时，吸入β_2受体激动剂的剂量虽然可以适当增加，但不应超常剂量应用，以免引起心悸、心律失常、肌肉震颤等不良反应。

（3）注意少数患者雾化吸入后，不仅没有出现支气管扩张，反而诱发支气管痉挛，其原因可能是药液低渗、防腐剂诱发、气雾的温度过低或对药液过敏等，如乙酰半胱氨酸可能引起支气管痉挛，建议在雾化吸入前使用支气管解痉剂。

（4）能引起过敏的药物，吸入前先做药物敏感试验，对呼吸道刺激性较强的药物不宜作雾化吸入，油性制剂也不能以吸入方式给药。

（5）雾化治疗同样可使痰痂吸湿膨胀，对身体虚弱、咳嗽无力者，雾化吸入后要鼓励和帮助排痰。

常用祛痰药物及注意事项有哪些

祛痰药是指能使痰液变稀，黏稠度降低，或能增加呼吸道黏膜纤毛运动，使痰液能顺利咳出的药物。一类是镇咳祛痰药，另一类是黏痰溶解药。临床上常用的祛痰药有以下几种：

（1）氯化铵：镇咳祛痰药，口服后能刺激胃黏膜，反射性引起呼吸道分泌物增加而祛痰。另外，氯化铵被吸收后，一部分从呼吸道排出，因渗透压作用使呼吸道水分增加，使痰液稀释易于咳出。一般用量：片剂0.3~0.6克/次，每日3次，口服，但作用弱；临床上多应用其合剂（氯化铵10克，甘草流浸膏5毫升，加水至100毫升）每次10毫升，每日3次，口服。不良反应及注意事项：①大剂量服用可引起恶心呕吐，口渴，胃痛及高氯性酸中毒。②为减少对胃黏膜刺激，片剂宜用水溶解，饭后服用。③严重肝肾功能减退、溃疡病、代谢性酸中毒患者忌用。④本品可酸化尿液，如与阿司匹林合用可减慢阿司匹林排泄而加强疗效；与弱碱药物（盐酸哌替啶、普鲁卡因等）合用可促进其排泄。

（2）盐酸溴己新（溴己胺、必嗽平）：具有较强的溶解黏液作用，能使痰液中的黏多糖纤维分解，并抑制黏液腺和杯状细胞中酸性糖蛋白的合成，使痰液中的唾液酸含量减少，降低痰液黏度。口服后另有镇咳祛痰作用，使痰液易于咳出。适用于白色黏痰而咳出困难者。一般用量8～16毫克/次，每日3次，口服。也可用于雾化吸入（0.29%溶液2毫升/次，1～3次/日）。还有静脉用药制剂8～16毫克/日，静脉滴注。偶有恶心，胃部不适，减量或停药后可消失。胃溃疡患者应慎用。少数患者用药后，血清转氨酶有暂时升高，停药后可自行恢复。

（3）羧甲司坦（强利痰灵、美咳片）：本品为一种黏痰溶解剂，主要能使痰液中的黏蛋白二硫键裂解，从而使痰液黏度下降，易于咳出。同时也能促使受损的支气管黏膜修复，从而达到祛痰止咳效果。适用于慢性支气管炎等引起的痰液黏稠，咳出困难的患者。一般用量为片剂600毫克/次，每日3次；2%的糖浆25～30毫升/次，每日3次。偶有头痛、恶心、胃部不适、腹泻、胃肠道出血及皮疹等反应。有胃溃疡病史的患者慎用，有活动性胃溃疡的患者禁用。

（4）盐酸氨溴索（沐舒坦）：

是一种呼吸道润滑祛痰剂，通过刺激呼吸道黏膜黏液腺分泌黏液使痰液稀释及纤毛运动而起效。适用于急、慢性支气管炎。一般用量为30毫克，每日3次，饭后服；也可应用口服液，每次10毫升，每日2次，饭前口服。长期用药剂量减半。本品尚可肌内、皮下注射或静脉给药。

（5）哌西替柳（醋柳愈酯）：本品具有化痰作用，此外还能延缓激肽引起的支气管痉挛，抑制前列腺素的合成，稳定溶酶体膜。因此，还具有消炎作用。一般用量为口服0.5克/次，2～3次/日；直肠栓剂1～2克/次，1～2次/日。过敏患者可出现胃肠道反应和皮疹。禁用于对水杨酸制剂和本品过敏的患者；慎用于胃、十二指肠溃疡或出血及肝硬化患者；与抗凝剂合用时需慎重。

其他还有中药复方制剂（鲜竹沥等），亦有化痰平喘止咳效果。

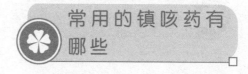

常用的镇咳药有哪些

咳嗽是临床上最常见的症状，

是呼吸道疾病患者求医的重要原因。轻微而不频繁的咳嗽有助于清除气管内的痰液或异物，利于感染的控制，但剧烈而频繁的咳嗽不仅使患者感到痛苦，久时还可引起骨骼肌肉疼痛、头痛、疲劳、咽喉疼痛、声音嘶哑、咯血、肺气肿、气胸、恶心、呕吐、尿失禁、过多出汗、失眠、晕厥等，故需采用镇咳药物治疗。

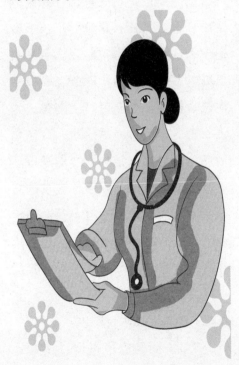

　　常用的镇咳药按作用部位可分为中枢性镇咳药（直接抑制延髓咳嗽中枢）和外周性镇咳药（抑制

感受器、传入和传出神经、效应器）。可根据患者原发病的特点及咳嗽的性质酌情选用。

　　（1）可待因：可直接抑制延髓的咳嗽中枢，对呼吸中枢也有抑制作用，其镇咳作用迅速而强大，口服20分钟内见效，作用可维持2～4小时，适用于各种原因引起的剧烈咳嗽。长期服用易耐受和成瘾，治疗量对呼吸无影响。

　　（2）美沙芬：为中枢性镇咳药，其镇咳作用与可待因大致相等，但无镇痛作用，无成瘾性和耐药性。治疗剂量不会抑制呼吸，不良反应较少。

　　（3）咳必清：又名维静宁，对咳嗽中枢有选择性抑制作用，为非成瘾性镇咳药，吸收后部分药物经呼吸道排出，对支气管内的感受器及传入神经末梢有微弱的局部麻醉作用，故兼有外周性镇咳作用。大剂量可解除支气管平滑肌的痉挛，减轻呼吸道阻力。一次给药作用可维持4～6小时，多用于上呼吸道感染引起的干咳和儿童的百日咳。青光眼患者慎用（有轻度阿托品样作用）。

（4）克咳敏：即双氧异丙嗪。具有较强的镇咳作用，其10毫克的镇咳强度相当于15毫克的可待因，并具有祛痰、平喘、抗组胺、消炎和局部麻醉等作用。口服后30～40分钟起效，作用持续4～6小时，无成瘾性和耐药性。用于急、慢性支气管炎和各种疾病引起的咳嗽，以及荨麻疹、皮肤瘙痒症等的治疗。不良反应：困倦、嗜睡。

（5）咳快好（磷酸苯丙哌林片）：为非麻醉性镇咳药，具有较强镇咳作用，除抑制咳嗽中枢外，尚可阻断肺-胸膜的牵张感受器，并具罂粟碱样平滑肌解痉作用，故既是中枢性又是外周性镇咳药。口服15～20分钟起效，作用持续4～7小时。不抑制呼吸，无耐受性和成瘾性。适用于各种原因引起的咳嗽。

（6）哌乙恶唑：为外周性镇咳药，镇咳作用可能与其局麻及解除支气管平滑肌痉挛作用有关。适用于上呼吸道感染、慢性支气管炎等所致咳嗽，也可与阿托品并用于气管镜检查。口服时不可嚼碎，以免引起口腔黏膜麻木感。

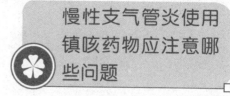

慢性支气管炎使用镇咳药物应注意哪些问题

（1）明确病因：咳嗽分为生理性和非生理性。生理性咳嗽不必治疗；非生理性咳嗽往往由各种疾病或环境刺激因素引起，只有去除病因，咳嗽才能真正治愈。如慢性支气管炎患者应用抗生素治疗感染以及戒烟等。另外，胃食管反流所致的咳嗽在临床上也很常见，且易被忽略，可行食管24小时pH监测或吞饮试验检查，必要时行上消化道内镜检查。明确诊断后给予相应药物治疗，调整饮食结构、戒烟酒等。后鼻道滴涕也是导致慢性咳嗽的常见病因，应行耳鼻咽喉科的详细检查以明确诊断，而不应盲目应用镇咳药物。哮喘伴咳嗽或咳嗽变异型哮喘，应首选 β_2 受体激动剂及肾上腺糖皮质激素吸入治疗。

（2）明确应用指征：咳嗽给患者带来痛苦烦恼，影响休息和夜间睡眠，出现并发症或其他潜在危险，为应用镇咳药的指征。当患者咳嗽伴有咳痰或急性气管炎症，黏液分泌物增多时，主要应控制感染，不应强行抑制咳嗽，因镇咳药易导致黏液滞留而使感染加重，病情恶化。有少量痰液而咳嗽剧烈，确需应用镇咳药时也应避免应用强力镇咳药物，并与祛痰药合用，其目标应为有效控制而不是完全消除咳嗽。理想的镇咳药物治疗应能减轻患者痛苦，缩短病程，利于康复。

（3）明确不良反应：可待因类药物虽有良好镇咳作用，但长期服用容易成瘾，应尽量少用和避免长期使用。提倡应用非成瘾性镇咳药。中枢性镇咳药多有胃肠道不良反应如恶心、呕吐、食欲缺乏、便秘等，应予对症处理。某些镇咳药有局麻作用，不可嚼碎服用，以免引起口咽部麻木。

茶碱类药物的作用及使用注意事项有哪些

茶碱类药物可直接舒张气道平滑肌，缓解支气管痉挛，临床应用已有50余年，为临床上缓解支气管平滑肌痉挛非常重要的一类药物。其支气管舒张作用是通过多个环节而实现：①抑制磷酸二酯酶，使血中环磷酸腺苷水解减少，细胞中浓度升高，使支气管平滑肌松弛。②刺激内源性肾上腺素和去甲肾上腺素的释放，间接舒张支气管。③对抗内源性环磷酸腺苷诱发的支气管收缩作用。④影响钙离子的转运，使细胞内钙离子水平降低，引起平滑肌松弛。⑤增强呼吸肌收缩力。⑥兴奋呼吸中枢。⑦促进气道纤毛运动，促进痰液排出，有利于改善通气功能。⑧强心、利尿及扩张肺和冠脉血管作用，可改善心功能。常用的药物包括氨茶碱、二羟丙茶碱（喘定）及各种长效制剂，如优喘平、舒弗美等。

慢性支气管炎应用茶碱类药物应注意以下几点：

（1）根据病情选择药物的品种、剂型、剂量和用法。如病情紧急，可用静脉给药，一般情况口服给药。长效制剂可减少服药次数，并较长时间维持血液中的有效药物浓度，疗效较好，现临床应用较多。

（2）先用负荷剂量，再用维持剂量。根据各种影响因素调整剂量，如年龄、性别对茶碱类药物的清除率都有影响，儿童的清除率较成人高，其半衰期明显缩短。而老年患者的茶碱清除率降低，故用药时应考虑到这些因素，调整茶碱的用量。而肝功能受损时，茶碱清除率降低，使茶碱在体内潴留时间延长，此时应减少剂量，以免中毒。在苯妥英钠、巴比妥类、利福平等药及吸烟的影响下，可增加茶碱清除率，此时可适当加大剂量以达理想的血药水平。

（3）有条件应监测血药浓度，以减少药物中毒的机会。

（4）密切观察其不良反应并及时处理。其不良反应的发生与血药浓度密切相关，其症状常见有上腹不适、厌食、反酸、恶心、呕吐、不安、失眠、易激动等，严重者可引起心动过速、心律失常、发热、脱水、严重腹痛、精神失常、惊厥、昏迷，甚至呼吸心跳停止。一旦出现毒性症状，应立即停药并给予对症处理，血药浓度过高者可采用血液透析处理。

慢性支气管炎合并感染时常用的抗生素有哪些

（1）大环内酯类：其抗菌谱主要为革兰阳性菌、军团菌、空肠弯曲菌、支原体、衣原体、厌氧菌等。常用的药物有红霉素及其酯化物、麦迪霉素、螺旋霉素及其乙酰化衍生物，以及交沙霉素等。近年来有较多的新品种问世，如罗红霉素、阿奇霉素、甲氧基红霉素等。

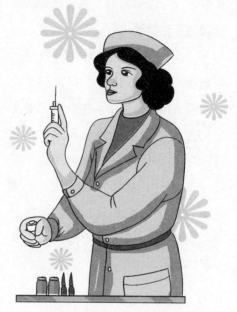

（2）氨基糖苷类：为治疗革兰阴性杆菌感染最常用和有效的药物。其不良反应主要为前庭功能失调、听力损害及肾损害，故婴幼儿、孕妇和高龄患者应避免应用。常用的药物有庆大霉素、丁胺卡那霉素（阿米卡星）、妥布霉素、萘替米星等。

（3）β内酰胺类：分为青霉素

类、头孢菌素类和不典型类，是临床上最常用的抗生素。常用的青霉素有苄星青霉素（青霉素G）、氨苄西林、阿莫西林、苯唑西林、氯唑西林、哌拉西林等。头孢菌素类又可分为1、2、3代。第1代的主要代表药物有头孢唑啉钠（先锋Ⅴ号）、头孢拉定（先锋Ⅵ号）、头孢氨苄（先锋Ⅳ号）等。第2代主要有头孢孟多、头孢克洛、头孢呋辛等。第3代主要有头孢噻肟钠、头孢曲松、头孢他啶、头孢哌酮等。不典型类的代表药物有亚胺培南、硫霉素、氨曲南等。

（4）磺胺类：国内常用磺胺甲基异噁唑（SMZ）和甲氧苄氨嘧啶（TMP）组成复方制剂，即复方新诺明，对多种球菌及部分革兰阴性杆菌及放线菌、沙眼衣原体有效。

（5）喹诺酮类：又称吡啶酮或喹酮酸类，为全化学合成的抗生素，第1代有萘啶酸、第2代有吡哌酸、第3代有诺氟沙星为代表。因第3代含氟，故又称氟喹诺酮类，抗菌活性与第3代头孢菌素相似，对支原体、衣原体也有效，并有一定抗结核杆菌作用。

（6）林可霉素类：常用的有林可霉素（洁霉素）和克林霉素（氯洁霉素），抗菌谱与红霉素相似。

（7）抗真菌药物：如多烯类的两性霉素B、咪唑类的克霉唑、咪康唑、酮康唑等。

（8）抗厌氧菌药物：常选用青霉素G、哌拉西林、氯霉素、克林霉素、甲硝唑等。

抗生素有哪些毒副作用

（1）神经系统损害：青霉素G、哌拉西林等剂量过大可诱发癫痫。氨基糖苷类药物可引起听神经的损害。甲硝唑可引起周围神经病变。链霉素可引起口周和手足麻木。氨基糖苷类、林可霉素等偶可致神经肌肉接头阻滞。

（2）肾脏损害：氨基糖苷类、两性霉素B、万古霉素等可引起肾脏损害，老年人及原有肾脏疾病患者应慎用或减量使用。

（3）肝脏损害：氨苄青霉素、苯唑西林及某些头孢菌素类可引起转氨酶升高。红霉素偶可致黄疸。

（4）血液系统损害：氯霉素可引起贫血、粒细胞或血小板减少，并可导致再生障碍性贫血而发生严重后果。青霉素类、头孢菌素类、磺胺药、两性霉素B、新生霉素类、灰黄霉素等偶可致白细胞或血小板减少，或凝血机制异常。

（5）消化道反应：口服抗生素可出现恶心、呕吐、腹泻等症状，餐后服药可减轻。另外，长期应用广谱抗生素者需警惕肠道菌群失调和二重感染的发生。

（6）变态反应：青霉素类最易发生过敏性休克，故用前须详细了解过敏史并做皮试。青霉素类与头孢菌素类可发生交叉过敏。有些药物如青霉素类、头孢菌素类、氨基糖苷类、磺胺类可引起药物热、药疹、多形红斑、紫癜等，甚至发生大疱松解性皮炎。

（7）伪膜性肠炎：即抗生素相关性肠炎。临床表现为严重腹泻，水样便，每日可达10～30次，有时伴血便和大量黏液，典型者可出现乳白或棕绿色伪膜，可伴发热、腹痛、腹胀、恶心、呕吐，甚至危及生命。常见诱发此病的药物有：克林霉素、青霉素类、头孢菌素类及磺胺类。

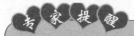

长期、反复感染是慢性支气管炎发生和加重的重要原因。病毒和细菌是主要的病原体，肺炎支原体也可引起本病。细菌感染中以流感嗜血杆菌、肺炎球菌、甲型链球菌和奈瑟球菌最为多见。

寒冷亦是慢性支气管炎发病的原因和诱因。寒冷，特别是气温骤然降低，可使呼吸道局部小血管痉挛，纤毛运动障碍，呼吸道黏膜防御功能减低，净化作用减弱，病毒和细菌易于入侵和繁殖而引起本病。

 控制感染时怎样合理应用抗生素

（1）严格掌握适应证：病毒感染或发热原因不明者不应轻易应用抗生素治疗，尤其上呼吸道感染有一半是单纯病毒感染，对症治疗和清热解毒中成药更为有效。

（2）合理选择：一般感染所应用的抗生素抗菌谱不宜太广，剂量充足而不过大，疗程不宜太长以免致二重感染。

（3）联合用药应有明确指征：联合用药的目的是防止细菌发生急性耐药，治疗已知的严重混合感染，增加抗菌活性，扩大抗菌谱。不能盲目增加抗生素的剂量。

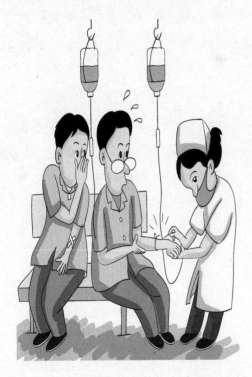

（4）及早确立病原学的诊断：如有条件应做病原学检查，可根据感染病原菌选择其中1种或2种以上联合用药。慢性支气管炎患者除刺激性干咳外不宜单用镇咳药物，否则痰液不易排出而使感染加重。

除选用祛痰西药及雾化吸入、湿化治疗外，可根据具体情况选用各种中成药，如枇杷膏、半夏露（含半夏、杏仁水、紫菀、枳壳、麻黄）、急支糖浆、鲜竹沥液等。

解痉平喘药物，可解除支气管痉挛，改善通气功能，并促进痰液的排出，有些药物具有抗过敏功能，能抑制气道分泌物的产生，与祛痰剂并用效果更佳。

 慢性支气管炎缓解期进行哪些治疗

治疗以提高机体抗病能力、预防慢性支气管炎急性发作为主。常选用以下药物治疗：

（1）气管炎菌苗：三联菌苗，可提高患者的抗病能力，减少或减轻慢性支气管炎的急性发作。

（2）卡介苗素：采用热酚提取卡介苗有效成分，每周肌内注射3次，每次1毫升（含卡介苗提取物干重0.5毫克），疗程为1年。卡介苗可提高细胞免疫、体液免疫和肺泡巨噬细胞的噬菌能力，并有抗过敏作用，故对减少慢性支气管炎的急性发作有一定疗效。

（3）核酪：为麻疹病毒疫苗的培养液，每周皮下或肌内注射2次，每次2～4毫升，在发病季节前用2～3个月，可减少感冒及慢性支气管炎急性发作。

另外，可根据患者情况辨证选用中药治疗。

慢性支气管炎患者怎样进行康复治疗

（1）预防感冒：这是防止慢性支气管炎急性发作的关键环节。除锻炼身体，增强抵抗力外，可试用一些生物制剂，如气管炎菌苗、卡介苗、核酪注射液、流感疫苗等。感冒流行期应尽量避免外出，也有人主张金刚烷胺每日口服100～200毫克，连续数周可抑制流感病毒。亦可服用中草药预防。

（2）家庭氧疗：有慢性低氧血症者可在家中长期吸氧，每日12～16小时，氧流量1～2升/分钟，能明显提高劳动能力和生活质量，延长寿命。

（3）掌握排痰方法：痰多不易咳出时可试行体位引流，多饮水，

采取有效咳嗽方式（如坐在床边，双手扶在桌上或床边），吸入支气管扩张剂等。护理人员或家人用"窝形空心拳"轻叩患者胸背部，协助排痰。

（4）呼吸方式训练：①缩唇呼气法：当患者呼气时将口唇缩小以延长呼气时间，增加呼吸道压力而避免小气道过早关闭，减少肺泡内"气体陷闭"。还可练习减少呼吸频率，增加潮气量。②腹式呼吸法：即膈肌运动锻炼。方法是平卧床上，一只手平放在上胸部，另一手放在腹部，让腹肌放松，平静缓慢地用膈肌腹式呼吸。吸气时腹部手感到向上抬，而胸部手无明显移动感即证明是腹式呼吸。每日由数分钟起，逐步延长时间，久之便养成习惯。如患者胸部X线片上显示膈肌已降至最低限度，呈平坦而无弧形存在则此法无效。③体外膈肌起搏：用体外电膈肌起搏仪，增加膈肌肌力及耐力，有条件者可试用。应注意勿过度锻炼，以免增加膈肌负担，锻炼后以患者感到更加舒适为度。

（5）戒烟：戒烟是必要的，也是困难的，以下措施可能有所帮

助：①与戒烟成功者交流经验。②避免接触吸烟者及吸烟环境。③可借助戒烟糖、戒烟膏、戒烟烟等以减轻戒烟的痛苦。④逐渐减少吸烟量直至完全戒断。⑤饮食上低热能，多食水果蔬菜。⑥戒烟第1周多喝水以排除体内积累的尼古丁。⑦戒烟第1周最难熬，只要坚持过去则成功在望。

（6）营养支持：根据具体情况给予合理的营养，另外应注意补充纤维素和足够的水分。

（7）体育锻炼：可根据体力选择散步或练太极拳、八段锦等。应量力而行，循序渐进，避免劳累过度。

怎样防止慢性支气管炎病情进展

慢性支气管炎随着病情进展，晚期一部分患者可发展为肺源性心脏病、呼吸衰竭，治疗十分困难。患者生活不能自理，死亡率较高。如果在病情的发展过程中积极治疗呼吸道炎症，保持呼吸道通畅，去除引起疾病加重的诱因，就有可能防止或延缓病情的发展。主要预防措施

如下：

（1）戒烟：慢性支气管炎与吸烟的关系十分密切，应尽一切努力劝说患者戒烟。戒烟后咳嗽、咳痰症状会有很大程度的好转，对肺功能已有损害的患者也可明显延缓其继续加重。戒烟不受年龄和病程限制，戒烟越早，受益越大，效果越好。戒烟后患者症状及肺功能的改善，能明显提高生活质量，延长生存期限。

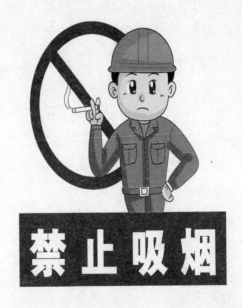

禁止吸烟

（2）充分清除呼吸道分泌物：目的为保持气道通畅，一般可用体位引流；用手拍打震动胸部，以松动支气管内分泌物，促进排痰；训练有效咳嗽等方法。注意不能因为

患者咳嗽而单纯应用镇咳药，以免影响痰液排出。对痰液黏稠、不易咳出者可服用祛痰药，也可用雾化吸入湿化痰液，并注意补充水分，务使痰液排出，以免痰液潴留影响通气功能，并增加感染的机会。

（3）适当应用支气管扩张剂：目的在于解除支气管痉挛，改善通气。一般可用茶碱类药物如茶碱控释片，必要时静脉滴注，以扩张支气管，加强黏膜纤毛上皮运动，促进气道分泌物的清除。并可增强膈肌收缩力，改善呼吸功能。也可用β_2受体激动剂，如舒喘灵等，能扩张支气管，改善纤毛运动。近年来提倡首选抗胆碱能药物溴化异丙托品吸入治疗，对改善患者气道通气功能的疗效优于β_2受体激动剂，长期使用无明显不良反应。

（4）家庭氧疗：长期氧疗可缓解患者的呼吸困难，降低肺动脉压，延缓肺源性心脏病的发生，改善患者的生活质量。所以有条件者提倡进行家庭氧疗，每日吸氧12～18小时。

（5）体育锻炼：如呼吸操、全身锻炼、太极拳等均为适合慢性支气管炎患者的康复措施，对延缓病情的发展有一定作用。

病毒与细菌感染为慢性支气管炎急性发作的病因。常见的病毒一般为鼻病毒、流感病毒、腺病毒、肠道病毒、疱疹病毒等。病毒感染后使支气管黏膜纤毛上皮脱落，细菌易于侵入形成继发感染而使病情进一步加重。常见的细菌为溶血性嗜血杆菌、流感嗜血杆菌、肺炎链球菌、肺炎杆菌、金葡菌等。如发现患者有感染征象时（如体温升高、咳嗽、气喘加重、痰量增多、痰色变黄等），应及早选用抗生素治疗。可根据痰培养、痰涂片革兰染色，指导抗生素的选择。并可用卡介苗、转移因子、核酪、气管炎菌苗及中医中药等进行治疗以增强患者的机体免疫力。

慢性支气管炎患者春季养护方法

春季为一年之中气候变化最大的一个季节，随着天气转暖，人们户外活动增多，但由于气候变化较大，人体抵抗力下降，故易造成流感等传染病流行，也是慢性支气管炎易出现急性发作的季节。此时患者应注意起居有常。"春眠不觉晓"，应克服"春困"现象，早晨醒后不恋床，起床后做一些健身活动。每日定时睡觉，定时起床，养成良好的生活习惯。睡眠时应注意别着凉，勿因天气渐暖而马上将被褥减薄，夜间起床时注意披上外套以免着凉。早晨起床后及时开窗通气，使室内空气新鲜、流通。并可用食醋熏蒸消毒，预防感冒。春季往往温差很大，忽冷忽热，慢性支气管炎患者更易受风寒侵袭，引起伤风感冒导致急性加重，故衣服不要匆忙减薄，应注意"春捂"，穿暖和一些。外出时要戴口罩，以避免风沙及空气中的病原微生物侵袭，也可避免将疾病传播给他人，并注意头部保暖，外出时戴上帽子。运动时应注意活动量不宜太大，要随着运动量的变化增减衣服，以免出汗后受风寒。运动方式，可选择散步、打门球、打太极拳等多种体育锻炼方法。

慢性支气管炎患者夏季养护方法

夏季为一年中气温最高的季节，也是机体新陈代谢旺盛的时期。我国大部分地区夏季气候的特点为湿、热，对人的饮食起居影响较大，慢性支气管炎患者应根据季节和自身特点进行相应的保健活动。夏季清晨空气新鲜，早起后可

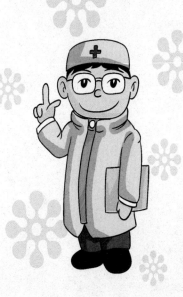

到室外适当活动，以增强体质，有利于疾病的治疗。中午应适当午睡，以补充、恢复体力，但不要饭

后立即卧床入睡。午睡时间不宜过长，1个小时左右即可。另外，夏季很多家庭都使用空调，但慢性支气管炎患者不要开着空调睡觉，勿让冷风直接吹到身上，以免着凉，室温最好保持在28℃左右。夏季出汗较多，不要带着大汗进入有空调的场所，最好在其他房间适应一会儿再进入空调环境，避免皮肤遇冷突然收缩，感受风寒致病。夏季服装宜宽大轻松，选择轻、薄、软、透气性好的衣料，有利于汗水蒸发及体温调节。夏季适度运动，可增强身体对热的耐受能力和适应能力，提高肺活量，以加强心脏收缩力和消化系统的功能，提高抗病能力。运动的时间以清晨及傍晚为宜，避开气温高的时间，以免中暑。运动项目可选择散步、慢跑、打太极拳、做广播操等，一般每次20～30分钟即可。注意运动后用温水洗澡，切忌运动后马上洗凉水澡，以避免皮肤受凉刺激毛细血管骤然收缩、汗孔骤闭，机体来不及适应而致病。另外应注意勿大量饮用冷冻饮料，以免影响食欲，严重者诱发胃炎。慢性支气管炎一般在夏季症状缓解，可根据祖国医学"冬病夏治"的原则，适当选择内服温补中药、敷贴疗法等补益正气，增强体质，减少冬季复发或病情加重的可能。

慢性支气管炎患者秋季养护方法

秋季是万物成熟、果实累累的黄金季节。初秋天气仍然很热，有"秋老虎"之称。而晚秋则初霜降临，常有冷空气侵袭，尤其清晨寒气逼人，如不注意，则易使旧病复发，所以秋季也是慢性支气管炎急性发作的好发季节。在作息上应注意早睡早起，符合祖国医学之养阴、养收之道。衣服的增减上注意"秋冻"，就是在天气转凉时不要一下子穿得太多，应有意识地锻炼机体的防御功能，使机体逐渐适应寒冷的气候环境，提高耐寒能力。但要注意因人而异，应掌握适度，切勿太过。另外，秋高气爽为运动保健的大好时节，慢性支气管炎患者可根据自己身体状况，选择适宜的运动方式及运动量进行锻炼。

慢性支气管炎患者冬季养护方法

冬季的气候特点为寒冷，同时干燥和阴湿亦为一些地区冬季的特点。故应顺应这些特点选择保健内容。在作息上要早睡晚起，以适应人体养阴固阳的需要。中午亦可小睡片刻，以保持旺盛的精力。特别需要注意的是冬季人们都采取了各种方法取暖以保持室内温度，但不管用什么方法取暖，都必须使室内保持一定的湿度。呼吸道黏膜须保持一定的湿度才能保持其正常功能，如室内空气过于干燥，呼吸道黏膜的水分就迅速散失，黏膜变得干燥，分泌液中用来抵抗微生物的成分如溶菌酶、干扰素减少，进入的微生物容易繁殖，易出现感冒、扁桃体炎、喉炎、支气管炎等，使慢性支气管炎病情加重。室内湿化方法：可将湿毛巾、衣物晾在室内，或在暖气、炉子上放一盘水，有条件的家庭可用空气加湿器。另外，要注意定时开窗通风换气，避免在室内吸烟，保持室内空气清洁。衣服要达到防寒保暖的效果，宜选择较厚、透气性小和保暖性能好的深色衣料。老年人的服装可稍宽大一些，以求穿着方便、舒适。同时注意外出戴口罩、帽子。足部保暖，应选择鞋底较软、鞋帮高、保暖性能好的棉鞋。

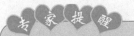

专家提醒

冬季锻炼能使人体气血流畅，增强机体抵抗力，也是御寒保暖的积极措施。由于冬季太阳升起较晚，故晨练时间要较春夏秋三季推迟。晨练休息半小时后方能用餐。饭后一个半小时后方能运动。运动量由运动者自己掌握，以运动后食欲增进、睡眠良好、情绪轻松、精力充沛为宜。如运动后出现精神倦怠、头晕头痛、自觉劳累、汗多，则应酌情减少运动量。运动方式以太极拳、慢跑、散步等为宜。

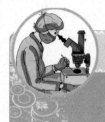

第四节

肺 炎

 什么是肺炎

肺炎是指终末气道、肺泡和肺间质的炎症，可由病原微生物、理化因素、免疫损伤、过敏及药物所致，是呼吸系统的常见病。抗生素的出现及发展曾一度使肺炎病死率明显下降。但近年来，肺炎总的病死率又有所上升，在各种致死病因中居第五位。

肺炎可以由不同病原体引起。通过患者的痰液或经纤支镜刷取物以及支气管灌洗液的镜检和病原体培养、肺活体组织检查以及血清学检查等方法辨明感染的病原体。

（1）细菌性肺炎

①革兰染色阳性球菌：如肺炎球菌、金黄色葡萄球菌、甲型溶血性链球菌等。

②革兰染色阴性菌：如肺炎克雷伯杆菌、流感嗜血杆菌、大肠埃希菌、铜绿假单胞菌等。

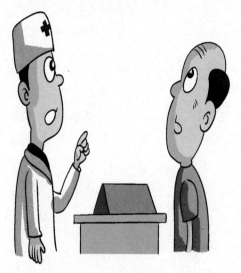

③厌氧杆菌：如棒状杆菌、梭形杆菌等。

（2）病毒性肺炎：如腺病毒、呼吸道合胞病毒、流感病毒、麻疹病毒、巨细胞病毒、单纯疱疹病毒等。

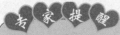

专家提醒

在众多引起肺炎的病因中，细菌性肺炎大约占80%，其中肺炎球菌肺炎最为常见，其他的有葡萄球菌肺炎和克雷伯杆菌肺炎。金黄色葡萄球菌引起的肺炎，近年来大多为耐药细菌感染，病情亦严重；克雷伯杆菌可以引起原发性或继发性肺炎，老年人以及患有慢性疾病者易感染，一旦感染，病情顽固，治疗困难。近年来，由于广谱抗生素的广泛应用，一些条件致病细菌，如大肠埃希菌、铜绿假单胞菌等，也经常引发老年人难治性肺炎。此外，老年人由于年龄增长、免疫功能低下，呼吸道真菌和比较少见的军团杆菌引起的肺部感染也比青年人多见。一些物理因素，如放射线可以损伤肺组织产生炎症反应，称放射性肺炎。吸入呕吐物和胃酸及吸入有害气体可以引起化学性肺炎，此时亦常合并细菌感染。当人体对某些过敏物质发生异常免疫反应时，可以引起肺部嗜酸性粒细胞浸润，称为过敏性肺炎。艾滋病患者或感染艾滋病病毒以后，由于机体免疫缺陷容易发生卡氏肺囊虫肺炎（PCP），如果不及时诊断和治疗，常很快因呼吸衰竭而死亡。

（3）支原体肺炎：由肺炎支原体引起。

（4）真菌性肺炎：如白色念珠菌、曲霉菌、放线菌等。

（5）其他病原体所致肺炎：如立克次体（如Q热立克次体）、衣原体（如鹦鹉热衣原体）、弓形虫（如鼠弓形虫）、原虫（如肺孢子虫）、寄生虫（如肺吸虫、肺血吸虫）等。机体免疫力低下者（如艾滋病患者）容易伴发肺部肺孢子虫、军团菌、鸟形分枝杆菌、结核菌、弓形虫等感染。

 肺炎是如何分类的

（1）根据解剖位置不同

①大叶性肺炎：炎症起于肺泡，通过肺泡间孔向其他肺泡蔓延，以致一个肺段或肺叶发生炎症（肺实变），故又称为肺泡性肺炎。致病菌多为肺炎球菌。

②小叶性肺炎：病原体经支气管入侵播散引起细支气管、终末细支气管及肺泡的炎症，又称为支气管肺炎。常继发于其他疾病，可由细菌、病毒及支原体引起。

③间质性肺炎：为肺间质的炎

症。可由细菌、支原体、衣原体、病毒或卡氏肺囊虫等引起。

（2）按病因学肺炎类型

①细菌性肺炎：临床最为常见，病原菌主要是肺炎球菌；其次为葡萄球菌、肺炎杆菌。

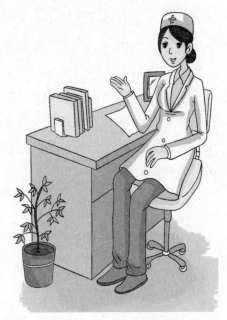

②病毒性肺炎：如冠状病毒、流感病毒、麻疹病毒、腺病毒等感染。

③非典型病原体肺炎：如支原体、衣原体、军团菌等感染。

④真菌性肺炎：如白色念珠菌、放线菌等感染。

⑤理化因素所致的肺炎：如放射线损伤引起的放射性肺炎，吸入刺激性气体、液体等化学物质，也可引起化学性肺炎。

（3）按感染来源肺炎可分为两种类型

①社区获得性肺炎：在医院外罹患的感染性肺实质炎症。主要病原菌为肺炎球菌、肺炎支原体、肺炎衣原体等。

②医院获得性肺炎：患者入院时不存在，也不处于感染潜伏期，而在入院48小时后在医院内发生肺炎。其中以呼吸机相关性肺炎多见。常见病原菌为革兰阴性杆菌，包括铜绿假单胞菌、肺炎杆菌、肠杆菌等。

肺炎有哪些诱因

（1）当上呼吸道病毒感染时，可以损害呼吸道防御功能，细菌趁机侵入肺部。因此，在流感病毒流行时，容易引起细菌性肺炎。

（2）受寒、淋雨、疲劳以及醉酒等因素，可以削弱人体抵抗力，使免疫功能下降，细胞吞噬作用减弱，引起肺炎。

（3）昏迷、麻醉、镇静药过量，可以导致咳嗽反射受抑制或破坏支气管黏液-纤毛运动，使细菌侵入下呼吸道而引发肺炎。

（4）老年人或者患有某些疾病时，如慢性支气管炎、糖尿病、白血病、淋巴瘤、恶性肿瘤或使用抗癌药物以及肾上腺皮质激素时，人体的免疫功能降低，也为肺炎的常见诱因。

（5）此外，因重病长期卧床的患者，如心力衰竭、脑梗死、脑出血、肾衰竭等，也可因呼吸道痰液引流不畅，继发细菌性肺炎。

肺炎患者应该进行哪些检查

（1）血常规：包括白细胞计数及中性粒细胞、淋巴细胞、嗜酸性粒细胞等。白细胞是人体内重要的防御武器，当体内有病原体侵入时，白细胞即可吞噬、消灭病原体。故从白细胞计数、分类和形态的改变可以大致估计出感染的性质、机体反应状态及预后。细菌性肺炎患者白细胞计数大多增高，一般可达（10～30）×10⁹/升，中性粒细胞在60%～90%，并有核左移现象，胞质中可有中毒颗粒。但重症肺炎时白细胞也可降低，病毒性肺炎时，白细胞总数多为正常或低下。

（2）胸部X线检查：通过X线胸片检查，可以直接了解肺部病变情况，是诊断肺炎的重要依据。

（3）痰液检查：对肺炎患者进行痰液检查是非常重要的，虽然通过血常规、胸部X线检查可以诊断肺炎，但痰液可检查出致病菌，就可以有针对性地采用对致病菌敏感的药物治疗。

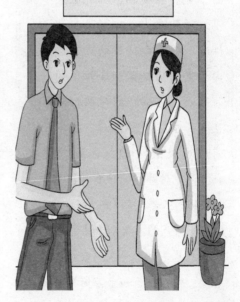

（4）血气分析：对重症肺炎有呼吸衰竭者，血气分析在诊断和治疗上都有重要作用。

（5）胸部CT检查：如果患者在同一部位反复发生肺炎或X线胸片上有其他可疑的病变，而一般检查又难以明确诊断时，就需要行胸部

患肺炎后，患者常会突然高热、寒战、咳嗽、咳痰，有的患者可出现胸痛。少部分球菌肺炎和金黄色葡萄球菌肺炎患者发病时有类似感冒的症状，如发热、头痛、全身酸痛和干咳，但数小时或数日后病情会突然加重。球菌肺炎患者常咳铁锈色痰，这是由于肺炎症浸润，肺泡腔内有大量红细胞渗出、破坏、崩解，变性的血红蛋白使痰液呈铁锈色。由于克雷伯杆菌和金黄色葡萄球菌可以引起肺组织化脓性坏死，患者常咳脓痰和咯血，克雷伯杆菌肺炎患者咳棕红色胶冻样痰液，是该种肺炎的独有特征。一少部分肺炎患者病情严重，极度衰竭，可有呼吸困难、发绀和末梢循环衰竭，尤其是当老年人患金黄色葡萄球菌、肺炎杆菌和克雷伯杆菌肺炎时，如不及时治疗，病情会急骤进展，出现谵妄、昏迷，甚至引起死亡。肺炎患者如果进行X线透视或拍摄胸片，会发现片状或浓淡不等的阴影；白细胞计数也常常升高，严重者可升至（20～30）×10^9/升。痰培养可以培养出病原菌。

CT检查或其他更进一步的检查。

（6）血培养：对于高热不退，常规抗菌治疗无效的肺炎，应抽血行血培养检查，可以培养出部分致病菌，这对诊断肺炎的性质有价值。

支原体肺炎的特点有哪些

支原体是最小的微生物，它可以引起急性呼吸道感染和肺炎，近年来，这种肺炎有所增多。支原体肺炎症状一般较轻，经抗生素可治愈。支原体可以经口、鼻分泌物在空气中传播，主要在儿童和青少年中感染。近年来有研究发现，慢性支气管炎、肺气肿、肺源性心脏病患者易患支原体感染，这种肺炎秋冬季节较多，常常有2～3周潜伏期，起病缓慢，大约1/3患者无症状，感染后可出现乏力、明显头痛、咽痛、发冷、发热、咳嗽、咳白痰或黏液状脓痰，白细胞总数正常或稍增多，在X线胸片上可以见到密度较低、均匀的斑片影。诊断支原体肺炎应根据患者冷凝集试验阳性或血清中支原体抗体阳性。确诊支原体肺炎后首选治疗药物是大环内酯类抗生素。过去多采用静脉滴注红霉素治疗，现在多采用新一代口服剂型，如罗红霉素、克拉霉素、阿奇霉素，疗程相对要长，以10～14天为宜。其次也可选用四环素类及喹诺酮类抗生素。

军团菌肺炎的特点有哪些

嗜肺军团杆菌引发的肺炎称军团菌肺炎，这是一种以肺炎为主的全身性疾病，1976年被确认，近年来发病率上升。军团杆菌存在于水和土壤中，人群常经供水系统、空调和雾化等装置吸入嗜肺军团杆菌而引起呼吸道感染。该病可以有小流行。感染后患者肺常有化脓性病变，军团菌肺炎可以缓慢起病，也可突然发病，潜伏期2～10天，平均4天。发病后乏力、肌肉痛、头痛、高热、寒战、咳嗽、咳少量白痰或血痰，有的患者同时出现恶心、腹泻，严重者可出现休克或急性呼吸衰竭，还可以出现心肌、肝、肾损害等。多数患者白细胞计数正常或稍高，部分有中性粒细胞升高伴核左

移，白细胞减少者预后差。X线胸片主要于肺外周部见到斑片状炎性阴影，严重者伴有胸腔积液。

确定是否患了军团菌肺炎，要依靠流行情况、症状以及痰液或肺活组织分离到军团菌，但细菌培养阳性率极低，目前，临床上主要依据血清间接免疫荧光抗体滴定度增高得到诊断。若恢复期比急性期抗体滴度升高4倍，或单价血清滴度1：256，或双份血清效价1：128，可确定诊断。治疗首选红霉素，重症应静脉给药。也可用阿奇霉素。氟喹诺酮类是杀菌剂，作用强于红霉素，是有免疫抑制或病情严重病例的首选药物，疗程为2～3周。

真菌性肺炎的特点有哪些

真菌种类很多，目前，致病真菌以念珠菌、曲菌为常见，其次还有新型隐球菌等。真菌侵犯肺后可以引起不同程度的肺炎，严重者有肺组织坏死，甚至还可经过血行播散到身体其他部分。真菌性肺炎发病率也在不断增高。近年来，由于

广谱抗生素的广泛使用以及应用激素或抗肿瘤药物等，导致人体内正常菌群紊乱，免疫功能低下，引起真菌感染。亦有极少数患者经吸入途径感染。真菌性肺炎大多具有呼吸道感染症状，如咳嗽、咳痰、发热、气急，甚至咯血。X线胸片多种多样，可为小斑片阴影，也可以是弥漫性小结节阴影，甚至肿块状阴影。在10％～20％健康人痰中可以查到某些真菌，如念珠菌。

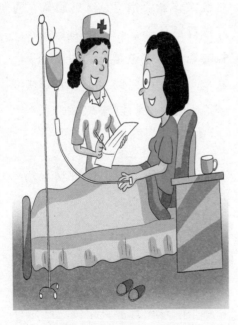

确定真菌性肺炎主要是根据多次痰培养的结果。轻度真菌性肺炎在去除诱发因素后，可自行好转；重者需用两性霉素B治疗，初始剂量为0.1毫克/千克，可逐渐增至

0.5～1毫克/千克体重，溶于5％葡萄糖溶液250～500毫升内，于4～6小时内缓慢避光滴注完毕，每日或隔日给药一次，维持治疗1～3个月，肝肾毒性等不良反应多且严重是其缺点，应注意预防和监测。也可应用氟康唑，可口服或静脉滴注，疗效较好。真菌性肺炎诱因较明确，平时应该注意预防。

放射性肺炎的特点有哪些

物理因素可以引起肺炎，如放射线可以损伤肺组织，引起放射性肺炎。当患胸内和胸壁恶性肿瘤的患者在接受大剂量放射线治疗后，可以出现发热、气促、发绀、呼吸困难、呼吸功能减退，甚至呼吸衰竭，严重者可以死亡。这是因为大剂量放射线导致肺充血、水肿、细胞浸润，逐步发展为肺纤维化。X线胸片表现为肺纹理模糊不清、弥漫性浸润或结节状阴影，部分患者伴有心包或胸腔积液。一般接受的放射剂量愈大，放射性肺炎愈严重。

放射性肺炎患者容易并发肺部细菌或真菌感染，而抗感染治疗的效果很差，严重放射性肺炎患者常因此而死亡。预防放射性肺炎主要是注意放射治疗的适应证、照射野和剂量。如果发生放射性肺炎，则应及时给予肾上腺皮质激素治疗。有继发性感染时应根据痰细菌培养、药物敏感试验选用抗生素。同时给予吸氧治疗，以使血氧分压达到安全水平。

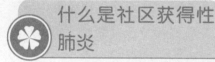

什么是社区获得性肺炎

社区获得性肺炎也称为院外肺炎，是指在社区环境中机体受到微生物感染后引发的肺炎，包括在社区感染，但是尚处于潜伏期，因其他原因住院后发病的肺炎，并且排除在医院内感染而出院后发病的肺炎。

社区获得性肺炎的病原体因国家、地区的不同而存在着明显的差异，并且随着时间的推移而发生变化。常见的病原体如下：肺炎链球菌、肺炎支原体、肺炎衣原体、流感嗜血杆菌、呼吸道病毒（甲型流感病毒、乙型流感病毒、呼吸道合胞病毒、腺病毒、副流感病毒）

等。其中肺炎链球菌、肺炎支原体是主要的病原体，但是有约40％的患者病原体不明。

诊断依据：①最近出现咳嗽、咳痰或原有呼吸道疾病症状加重，并出现脓性痰，伴或不伴胸痛；②发热；③肺实变体征或可闻及湿性啰音；④白细胞（WBC）$>10\times10^9$/升或$<4\times10^9$/升，伴或不伴细胞核左移；⑤胸部X线检查显示片状、斑片状浸润影或间质性改变，伴或不伴胸腔积液。以上①～④项中任何一项加第⑤项，并除外肺结核、肺部肿瘤、非感染性肺间质疾病、肺水肿、肺不张、肺栓塞、肺嗜酸性粒细胞浸润症及肺血管炎等疾病后，可确立临床诊断。

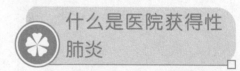

什么是医院获得性肺炎

医院获得性肺炎，也叫医院内肺炎，是指患者入院时不存在、也不处于感染潜伏期，而于入院48小时后在医院（包括老年护理院、康复院）内发生的肺炎，也包括在医院内获得感染而于出院后48小时内发病的肺炎。其中以呼吸机相关肺炎最为常见。

常见的病原体包括革兰阴性菌（铜绿假单胞菌、肺炎克雷伯杆菌、不动杆菌）和革兰阳性菌（金黄色葡萄球菌、耐甲氧西林金黄色葡萄球菌）。厌氧菌不是医院内获得性肺炎的常见菌。嗜肺军团菌可以因医院水中寄生该菌或施工建设而作为引起医院获得性肺炎的常见菌。真菌如念珠菌和烟曲霉菌可能发生于器官移植或有免疫缺陷的中性粒细胞减少患者，但也能

专 家 提 醒

医院获得性肺炎的临床表现有：

起病：急性起病，伴有畏寒、发热等。

呼吸系统症状：咳嗽、咳痰、呼吸困难及胸痛等。

肺外症状：可以有头痛、乏力、腹胀、恶心、呕吐及食欲减退等，重症肺炎患者可以有缺氧、休克、少尿甚至肾衰竭等相关表现。老年、免疫抑制患者，可能仅有发热等轻微的临床症状而容易被忽视。

发生于免疫功能正常的患者中。

发生医院获得性肺炎的危险因素包括宿主性因素和医源性因素。

宿主性因素：老年人，患有慢性肺部疾病或其他基础疾病、恶性肿瘤，免疫受损，昏迷，误吸或近期有呼吸道感染。

医源性因素：长期住院特别是ICU病房，人工气道或机械通气，长期留置胃管，胸腹部手术，早期抗生素治疗，应用糖皮质激素、细胞毒性药物和免疫抑制剂、H_2受体阻滞剂和抗酸药。

抗生素的应用原则是什么

感染性肺炎的致病菌包括细菌、病毒、支原体、衣原体等病原微生物，其中以细菌感染为多，所以抗生素是治疗肺炎的主要药物。正确使用抗生素是提高疗效、降低不良反应、减少耐药菌发生的关键。应用抗生素治疗的原则如下：

（1）只有诊断为细菌性感染的患者才能使用抗生素。

（2）尽早查明感染的病原菌，

根据病原菌种类及其药物的敏感性使用抗生素。

（3）按照抗生素的药物效应动力学（药效学）和人体药物代谢学（药代学）特点使用抗生素。

（4）治疗方案要根据患者的病情、病原菌种类及抗生素的特点加以制定并遵循如下原则：①根据病原菌种类及细菌的药物敏感试验结果选用抗生素；②按照抗生素的治疗剂量范围用药；③轻症感染的患者可以口服用药，重症患者或者全身感染的患者可以静脉用药，病情好转时，尽早改为口服用药；④尽量避免局部应用抗生素；⑤根据抗生素的药代学和药效学决定每日用药的次数，保证药物在体内发挥最大疗效；⑥在保温正常、症状消失72~96小时后可以停用抗生素，特殊情况如败血症等需要长程治疗至彻底治愈；⑦抗生素的联合应用仅限于以下情况：病原菌不明的严重感染、单一抗生素不能有效控制的重症感染、单一抗生素不能控制的需氧菌及厌氧菌混合感染、两种或两种以上病原菌感染、需长程治疗但病原菌容易对某些抗生素产生耐药性的感染，联合用药可以减少毒性较大的抗生素的剂量。

常用抗生素的种类有哪些

1. 青霉素类

青霉素类抗生素是一类重要的β-内酰胺类抗生素，它通过与青霉素结合蛋白结合，妨碍细菌的细胞壁黏肽的合成，使之不能交联而造成细胞壁缺损，致使细菌细胞破裂死亡而发挥抗菌作用。主要有：

（1）青霉素：如青霉素G、青霉素V等，抗菌谱窄，对革兰阳性球菌及革兰阴性球菌抗菌作用较强，对革兰阳性杆菌、螺旋体、梭状芽孢杆菌、放线菌及部分拟杆菌有抗菌作用。

（2）耐酶青霉素：如氯唑西林、苯唑西林、双氯西林等。抗菌谱窄，对青霉素酶稳定，主要用于产酶葡萄球菌所致的感染，但对不产酶菌株的抗菌作用不如青霉素。

（3）氨基青霉素：如氨苄西林、阿莫西林，抗菌谱广，对不产酶的葡萄球菌、链球菌的抗菌作用次于青霉素，对肠球菌、流感嗜血杆菌、大肠埃希菌、沙门菌属、奇异变形杆菌、志贺菌属等革兰阴性杆菌具有良好的抗菌活性。

（4）广谱青霉素：如哌拉西林、替卡西林等，抗菌谱广，除了对敏感的革兰阳性球菌和革兰阴性杆菌有效外，对铜绿假单胞菌也有良好的抗菌作用。

临床应用青霉素类抗生素时，可能出现变态（过敏）反应，可见皮疹、药物热、血管神经性水肿、过敏性休克等。

2. 头孢菌素类

其抗菌的机制同青霉素，抗菌谱广，可覆盖常见的致病菌，耐酸、耐酶。主要有：

（1）第一代头孢菌素：如头孢唑林、头孢氨苄，主要用于葡萄球菌（包括产酶菌株）、肺炎链球菌（其中肠球菌耐药）等革兰阳性球菌和奇异变形杆菌、流感杆菌、沙门菌属、志贺菌属等革兰阴性菌感染。

（2）第二代头孢菌素：如头孢呋辛，对革兰阳性菌的作用与第一代相近，但对革兰阴性菌的作用较强，不仅对一些第一代头孢菌素

耐药的革兰阴性菌如大肠埃希菌有效，而且抗菌谱较第一代有所扩大，对部分肠杆菌属、枸橼酸杆菌也有一定的抗菌活性。

（3）第三代头孢菌素：如头孢曲松，对革兰阳性菌的抗菌作用普遍低于第一代，对各种革兰阴性菌包括对肠杆菌科细菌和某些非发酵菌作用明显，毒性低，对β-内酰胺酶稳定，但对广谱β-内酰胺酶细菌基本无效。

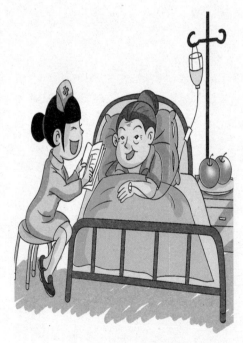

（4）第四代头孢菌素：对革兰氏阴性菌的作用优于第三代，对广谱β-内酰胺酶稳定，与酶的亲和力低，对细菌细胞膜的穿透力较强。

本类药物的主要不良反应是变态反应，头孢菌素与青霉素类药物间有不完全的交叉变态反应。其他不良反应有肠道菌群失调、凝血功能障碍等。一些含有硫甲基四氮唑基团的头孢菌素如头孢哌酮，与乙醇合用容易产生"双硫仑样反应"，表现为"醉酒状"，在治疗期间及停药后3日内，应避免接触乙醇（酒精）饮品。

专家提醒

在长期应用抗生素治疗之后出现的对相应抗生素产生耐受能力的微生物，统称耐药菌。所谓细菌的耐药性，是指细菌多次与药物接触后，对药物的敏感性减小甚至消失，致使药物对其的疗效降低甚至无效。耐药菌的出现增加了治愈感染性疾病的难度，并迫使人类寻找新的对抗微生物感染的方法。常见的耐药菌有铜绿假单胞菌、肺炎克雷伯杆菌、金黄色葡萄球菌、流感嗜血杆菌等。

3. 喹诺酮类

喹诺酮类抗生素属合成的抗生素，临床应用广泛。目前已经发展到第四代。前两代的药物抗菌谱窄，疗效不佳，现在已经少用。第三代的代表药物为环丙沙星、左氧氟沙星等，对革兰阴性菌和革兰阳性菌都有较强的作用。第四代的代表药物是莫西沙星、加替沙星，与第三代相比，抗革兰阳性菌、厌氧菌、非典型病原体及结核分枝杆菌的活性增强，不良反应更小。其中莫西沙星、加替沙星、左氧氟沙星对多数呼吸道病原体有很好的杀菌活性，并且容易渗透进入肺脏和支气管分泌物，因此又叫"呼吸喹诺酮"。

本类药物使用过程中可能引起抽搐、癫痫、神志改变、视力损害等严重中枢神经系统不良反应；在肾脏功能减退或有中枢神经系统疾病的患者身上更容易发生。另外，此类药物可能引起皮肤过敏反应、关节病变、跟腱断裂、心电图QT间期延长、糖代谢紊乱等。妊娠期及哺乳期患者、18岁以下未成年患者应该避免使用此类药物。

4. 氨基糖苷类

本类药物主要作用于细菌的蛋白质合成过程，使菌体核蛋白体耗竭及蛋白质合成受阻，同时细菌胞质膜蛋白质合成也被抑制，使膜通透性增加，导致细胞内重要生理物质外漏，引起细菌死亡。氨基糖苷类药物抗菌谱广，大多数品种对包括铜绿假单胞菌、不动杆菌属在内的各种革兰阴性杆菌和金黄色葡萄球菌均具有良好抗菌活性，而对革兰阴性杆菌的作用更为有效，部分品种具有抗结核菌的作用，此类药物对厌氧菌无效。

氨基糖苷类药物主要的不良反应是耳、肾毒性。耳毒性包括：前庭功能失调和耳蜗神经损害。前者的临床表现是步态不稳、闭眼难以直立等；后者的表现是对高频音的听力下降、重听甚至耳聋。肾毒性的主要表现是近曲小管上皮细胞受损，一般不影响肾小球，早期的表现是腰酸、蛋白尿、管型尿，严重者可出现无尿、尿毒症。肾功能损害者更容易诱发耳毒性。所以在治疗的过程中要注意监测血药浓度，疗程一般不超过14日。另外，氨基糖苷类药物也可能引起神经肌肉阻滞作用、心肌抑制、血压下降、呼吸衰竭、肢体瘫痪等。

5. 大环内酯类

此类药物通过作用于细菌核糖体50s亚基，阻碍细菌蛋白质的合成而发挥杀菌作用。抗菌谱较窄，对需氧革兰阳性菌的作用强，对革兰阴性菌和厌氧菌也有一定的作用；对支原体、衣原体、军团菌等非典型病原体也有良好的作用。目前细菌对此类药物的耐药性日益增加。

其主要的不良反应是消化道症状，表现为腹痛、腹泻等。静脉应用红霉素时可能出现血栓性静脉炎。

6. 磺胺类

此类抗生素的抗菌谱广，性质稳定，使用方便，价格低廉，但目前逐渐被其他抗生素代替。其抗菌作用是通过竞争性地作用于细菌体内的二氢叶酸合成酶，阻止细菌二氢叶酸的合成，从而抑制细菌的繁殖。单用容易产生耐药性，与二氢叶酸还原酶抑制剂甲氧苄啶联合应用后，可以对细菌的叶酸合成起到双层的阻滞作用，抗菌作用增强，抗菌范围扩大。对革兰阳性菌、革兰阴性菌都有一定的抗菌作用；对肺孢子虫、弓形虫、诺卡菌、沙眼衣原体也有相当的抗菌活性。

一般的不良反应是恶心、呕吐等，严重不良反应是血液系统的反应，表现为粒细胞减少、血小板减少等；有的患者可能发生溶血性贫血；孕妇忌用，肾功能不全者慎用。

7. 硝咪唑类

此类抗生素是化学合成药物，包括甲硝唑、替硝唑、奥硝唑等，对厌氧菌、阿米巴原虫、滴虫等原虫的作用较强，但对需氧菌和兼性厌氧菌的作用较差。其作用机制是抑制细菌脱氧核糖核酸的合成，干扰细菌的生长、繁殖；或者抑制阿米巴原虫氧化还原反应，使原虫氮链发生断裂而死亡。

最常见的不良反应是胃肠道反应，如恶心、呕吐、口腔金属味等。大剂量应用时能引起癫痫发作及周围神经病变，如肢体麻木和感觉异常。甲硝唑和替硝唑可以干扰乙醇的氧化过程，出现双硫仑样反应，所以在治疗期间及停药后3日内，应该避免接触含有乙醇（酒精）的饮品。

8. 抗真菌药物

真菌的感染包括浅部和深部的感染。近年来，免疫抑制剂、广谱抗生素、糖皮质激素的广泛应用导致深部真菌感染逐渐增多。目前抗真菌的药物主要有：

（1）多烯类：主要是两性霉素B，其毒性较大，抗菌谱广，抗真菌作用强，除了部分曲霉菌耐药外，对各种念珠菌、隐球菌、球孢子菌、组织胞浆菌、皮炎芽生菌、孢子丝菌、毛霉菌等都有良好的抗菌作用。

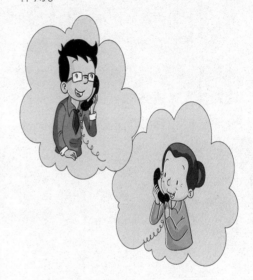

（2）吡咯类：此类药物又分为咪唑类及三唑类。前者包括酮康唑、咪康唑、克霉唑及益康唑等；后者包括氟康唑、伊曲康唑、伏立康唑等。三唑类药物对人体细胞色素P450的亲和力低而对肝药酶影响较轻。

（3）棘白菌素类：新一类的抗真菌药卡泊芬净是棘白菌素类，抗真菌谱广，对耐氟康唑、两性霉素B的念珠菌、曲霉菌、组织胞浆菌等均有较好的作用，但对隐球菌的作用较差。

抗真菌药物中以两性霉素B的不良反应最为明显，包括静脉滴注时出现寒战、高热、头痛、眩晕及血压下降、低钾、贫血、血栓性静脉炎、肝毒性、变态反应、心律失常、心搏骤停等心脏毒性及神经系统毒性等；肾毒性也较常见。两性霉素B脂质体的不良反应明显低于普通制剂。吡咯类的不良反应较少，主要是口服后消化道反应及肝损害皮疹等。

 ## 如何选用抗生素

在我国，社区获得性肺炎的病原体流行病学分布和耐药率有很大的不同，要根据具体情况选择合适的抗生素：对于既往健康且胃肠功能正常的轻症患者，建议使用生物利用度好的口服抗生素如新型喹诺酮类；肺炎链球菌对青霉素的不敏感性为20％左右，对敏感性在中间水平的患者仍可以选择大剂量青霉素，高水平耐药或者有耐药危险因素的患者建议使用第三代头孢类、厄他培南、喹诺酮或万古霉素等；肺炎链球菌对大环内酯类耐药率在

60％以上，因此不宜单用，但是大环内酯类对非典型病原菌仍有较好的疗效；有吸入因素时，要选择具有抗厌氧菌作用的药物，也可以在原有抗生素的基础上联用甲硝唑、克林霉素及莫西沙星等；对于重症肺炎患者，在早期即采用广谱强效的抗生素，病情稳定后，再根据病原学进行针对性的治疗；社区获得性肺炎患者的诊断确定以后，首剂抗生素应该在4小时内使用以提高疗效，降低死亡率。重症肺炎患者在有效抗感染的基础上，营养支持和呼吸道分泌物的引流也非常重要，同时要注意败血症和休克型肺炎的预防。

专家提醒

不应该将肺部阴影完全吸收作为停用抗生素的指征。对肺炎链球菌肺炎，用药需至发热消退后72小时或至少5～7日；对金黄色葡萄球菌、铜绿假单胞菌、克雷伯杆菌、厌氧菌等容易导致肺组织坏死的病原菌肺炎，抗生素疗程≥2周；对衣原体肺炎，建议用药10～14日；对军团菌肺炎建议用药10～21日。

抗生素的常见不良反应有哪些

任何一种抗生素都有不良反应，其不良反应主要表现在神经、造血、肝和肾系统几方面。有些不良反应比较严重，如链霉素对第8对脑神经的毒性作用，可以出现眩晕、共济失调以及耳鸣、耳聋，老年人尤易发生。氨基糖苷类（如阿

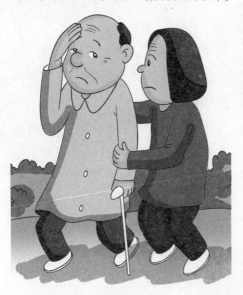

米卡星、庆大霉素等）、多肽类（多黏菌素、万古霉素）、某些头孢菌素及喹诺酮类都可以引起肾损害，在肾功能减退者和老年人中更为显著，故应减少剂量和延长给药时间间隔，并在应用期间及时复查

尿常规、血尿素氮、血肌酐，避免发生肾损害。已有肾损害者不宜应用上述药物。四环素、红霉素、利

专家提醒

轻型肺炎患者一般不需要吸氧，但是下列情况需要吸氧治疗：

①全身毒血症状明显，如高热、气急、发绀、呼吸困难等。

②由于败血症并发感染性休克，如体温不升、血压下降、四肢厥冷、多汗、颜面发绀。

③合并心肌炎、脓胸等其他脏器病变时。

④重症肺炎，如金黄色葡萄球菌肺炎、克雷伯杆菌肺炎、军团菌肺炎等。

⑤老年人患肺炎，症状加重时。

上述表现提示机体呼吸功能降低，严重缺氧，应给予吸氧治疗。吸氧时，一般采用鼻导管给氧，吸氧浓度要根据患者症状、缺氧程度来定，最好做动脉血气分析检查，观察动脉血氧分压。同时要给予祛痰药，保持呼吸道通畅。

福平、两性霉素B等药物可以导致肝损害，在应用时要注意复查肝功能，必要时可同时加用保肝药物。各种抗生素也经常引起胃肠反应，如恶心、呕吐、腹泻等，这类反应常见于红霉素、环丙沙星。此外，过敏反应在某些抗生素治疗中亦较常见，以青霉素、链霉素、红霉素、头孢拉定出现最多，患者会出现皮疹、药物热、血管神经性水肿等。最严重的过敏反应是过敏性休克，常为青霉素引起，如果不及时抢救，可以危及生命。因此，在应用之前，应仔细询问药物过敏情况，必要时应做过敏试验，以保证用药安全。

老年人如何预防吸入性肺炎的发生

吸入性肺炎系吸入酸性物质如食物、胃内容物以及其他刺激性液体和发挥性的碳氢化合物后，引起的化学性肺炎。

吸入性肺炎是老年人常见病多发病。老年人吸入性肺炎占住院老年人肺炎的15％～23％，其病死率可达到所有因老年肺炎所造成死亡

病例的1／3左右。因此，对于老年朋友，预防吸入性肺炎发生是一项必须高度重视的问题，以下几点值得注意：

（1）睡眠时以侧卧为宜：老年吸入性肺炎常在夜间或睡眠时发生，这是由于睡眠时吞咽能力下降，咳嗽反射减弱，容易使口腔内的分泌物流入气道内引起吸入性肺炎的发生。因此，老年朋友不宜采取平卧位的睡姿，应逐步养成头部稍微抬高的右侧卧位或半侧卧位的睡眠姿势。这两种姿势有利于口腔分泌物的流出，防止口腔分泌物吸入肺部，从而达到预防吸入性肺炎的目的。

（2）注意排痰：对于健康的老年人来说，有痰往往可以随时排出，并不费力。但对于长期卧床、体质虚弱或神志不清的老年人来说，排痰相当困难，有时候根本无法排痰，痰液再次吸入气道成为吸入性肺炎的常见原因之一。因此，对于这些患者，应当注意定时翻身、叩背，促进痰液的排出，防止吸入性肺炎的发生。

（3）保持口腔清洁卫生：口腔和咽部分泌物中的一些致病菌是老年人吸入性肺炎的重要危险因素。

假如老年人加强口腔保健和护理，则可明显降低吸入性肺炎的发生。因此，老年人要特别注意口腔的清洁和卫生，建议每日饭后刷牙，住院患者应当每日进行两次口腔护理。

（4）合理饮食：吸入性肺炎多发生于体质虚弱、免疫力低下和营养不良的老年人。因此增进饮食营养对预防老年人的吸入性肺炎十分重要。另外，老年人饮食应当做到清淡、细软，有利于消化。

哪些肺炎患者需要住院治疗

许多因素可增加肺炎的严重性和死亡危险。具备下列情形之一者，尤其是两种情形并存时，若条件允许应住院治疗。

（1）年龄超过65岁。

（2）患基础疾病，如慢性阻塞性肺疾病，糖尿病，慢性心、肾功能不全以及恶性肿瘤等。

（3）体征异常：①呼吸急促（＞30次/分钟）；②脉搏≥120次/分钟；③血压＜90/60毫米汞柱；④体温≥40℃或＜35℃；⑤意识障碍；⑥存在肺外感染病灶如败血症、脑膜炎。

（4）实验室和影像学异常：①白细胞（WBC）＞20×10^9/升，或＜4×10^9/升，或中性粒细胞计数＜1×10^9/升；②呼吸空气时PaO_2＜60毫米汞柱、PaO_2/FiO_2＜300，或$PaCO_2$＞50毫米汞柱；③血肌酐（SCr）＞106微摩尔/升或血尿素氮（BUN）＞7.1毫摩尔/升；④Hb＜90克/升或血细胞比容（HCT）＜30%；⑤血浆白蛋白＜2.5克/升；⑥败血症或弥散性血管内凝血（DIC）的证据，如血培养阳性、代谢性酸中毒、凝血酶原时间（PT）和部分凝血活酶时间（PTT）延长、血小板减少；⑦X线胸片病变累及一个肺叶以上、出现空洞、病灶迅速扩散或出现胸腔积液。

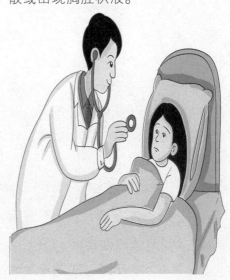

肺炎有哪些治疗原则

肺炎通常需要经验性治疗，在肺炎开始治疗前，首先要弄清以下两个问题：①是社区获得性肺炎还是医院获得性肺炎？②什么是导致肺炎的危险因素？特异性的临床危险因素有助于对初始治疗方案进行修改。免疫缺陷综合征、接受化疗、器官移植或骨髓移植的免疫缺陷患者，由多种病原体如细菌、病毒、真菌及寄生虫感染导致肺炎的概率明显增加。存在误吸危险因素的患者多易患厌氧菌感染，而最近曾患流感的患者发生肺炎球菌和葡萄球菌感染的危险性较大。医院获得性肺炎是常见的院内感染，病原菌复杂，治疗困难，需要专科医生根据患者的具体情况制订详细的治疗方案，在此不再赘述。下面，我们主要介绍社区获得性肺炎的治疗原则。

（1）抗病原菌治疗：又称"治本"，这是最重要的，特别要注意的是正确合理使用抗生素。

①青壮年、无基础疾病患者，

应用7～10天的抗生素，如大环内酯类（红霉素、克拉霉素或阿奇霉素）、新喹诺酮类（如左氧氟沙星、司帕沙星或曲伐沙星等）或多西环素（强力霉素）、第一代头孢菌素。

②老年人或有基础疾病患者，应选择第二代头孢菌素、β－内酰胺类/β－内酰胺酶抑制剂，或联合应用大环内酯类、新喹诺酮类。

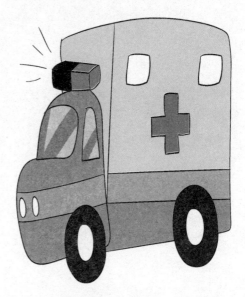

③需要住院的患者，应选择第二代头孢菌素单用或联合大环内酯类；头孢噻肟或头孢曲松单用，或联合大环内酯类；新喹诺酮类或新大环内酯类；青霉素或第一代头孢菌素，联合喹诺酮类或氨基糖苷类。

④重症患者，应选择大环内酯类联合头孢噻肟或头孢曲松；具有

专家提醒

老年人肺炎中因误吸而引起的吸入性肺炎的比例特别高，其原因是老年人脑血管障碍者多，主管吞咽反射、咳嗽反射的中枢如出现病变或障碍，便会导致吞咽反射、咳嗽反射障碍，不能排除进入气道的异物而引起误吸。患上述病症的老人，机体的免疫力都不同程度地下降，身体各器官协调性差，口腔内的细菌易于引起呼吸系统的严重感染。对于卧床不起的老人，无论是住在医院或家中，护理者大多忙于照顾其日常饮食、排泄及体表卫生，很少顾及到口腔卫生，而且老年人日常生活适应力、免疫力逐步下降，口腔的自净能力也随之减弱，由于不良的口腔卫生状况、不洁的假牙、龋洞和牙周间隙的感染，口腔往往成为种种病菌的密集场所，极易引发肺炎和支气管炎。

抗假单胞菌活性的广谱青霉素/β－内酰胺酶抑制剂或头孢菌素类，或前二者之一联合大环内酯类；碳青霉烯类；青霉素过敏者选用新喹诺酮联合氨基糖苷类。

（2）全身支持疗法：包括充足的热量、营养、蛋白的摄入，维持体内水、电解质代谢的平衡。

（3）治疗原发疾病及提高免疫力：应积极控制原发病，如糖尿病、肿瘤所致的阻塞性肺炎。如果导致肺炎的病原体是从原发灶经血流循环入侵至肺引起的，应及时消除及治疗原发病灶。

（4）治疗并发症：如肺炎有并发症如休克、脓胸时，应予积极治疗。

（5）对症治疗：充分休息、吸氧排痰、退热等。

对肺炎认识的误区有哪些

（1）误区一：患者没有发热，不会是肺炎。并不是所有肺炎患者都会发热，如衣原体、支原体性肺炎可无发热或仅有低热现象；而老年人因机体老化、全身和呼吸系统防御、免疫功能降低，患肺炎后常无发热、咳嗽、咳痰等典型的症状。

（2）误区二：高档的抗生素静

脉输液是最佳的选择。虽然多数肺炎是由细菌引起的，但也有不少肺炎是由病毒、衣原体、支原体、真菌等病原体引起的。即使是细菌性肺炎，也不是越昂贵的抗生素疗效越好，滥用抗生素类药物不但达不到治疗效果，还容易引起种种不良反应。正确的做法是遵医嘱选择合适的药物。

（3）误区三：治疗2天了一点起色都没有，应该换一种药物。其实有些治疗并不是立竿见影的，起效要有一定的时间。原则上如果病情没有恶化，需坚持用原药3天再评价疗效，频繁换药不利于疾病控制。

（4）误区四：抗生素不良反应大，如果患者不再发热，咳嗽也好转了就应停掉。需用多长时间抗生素，应根据病情、病原、个体情况而定，一定要听从医生指导，若不规则用药，用用停停，则会造成耐药、病情反复，从而导致迁延性或慢性肺炎。

（5）误区五：关窗捂被，担心患者受凉，加重病情。应勤开窗通风，室内空气流通，阳光充足，可减少空气中的致病细菌，阳光中的紫外线还有杀菌作用。患者的衣物、被褥不要太厚，过热会使患者烦躁，不利于病情恢复。

肺炎患者如何做好家庭护理

（1）患者和家庭成员都应禁烟。

（2）注意保持室内适宜的温度、湿度和空气通风。

（3）患者应卧床休息，注意保暖，急性期一般不洗澡，以免受凉。

（4）饮食应为易消化的流质，应大量饮水，以补充因发热及经呼吸道丢失的大量水分，日饮水量1～2L。

（5）高热不退时可用医用酒精或温水擦身以降温，也可服用退热药物。

（6）有刺激性干咳剧烈发作及伴有胸痛者，可酌情服用镇咳药物。

（7）遵医嘱合理应用抗生素及止咳化痰药物。

（8）如用药3天未见疗效，或出现呼吸急促、呼吸困难、痰中带血、嗜睡、胸痛等症状，则应立即去医院就诊。

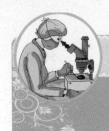

第五节

肺 脓 肿

 什么是肺脓肿

肺脓肿是由于多种病因所引起的肺组织化脓性病变。早期为化脓性炎症，继而坏死形成脓肿。临床特征为高热、咳嗽和咳大量脓臭痰。多发生于壮年，男性多于女性。自抗生素广泛应用以来，肺脓肿的发病率已大为减少。

肺脓肿的发病原理与病因有密切关系，可分以下几种：

（1）吸入性肺脓肿：病原体经口、鼻咽腔吸入，为肺脓肿发病的最主要原因。扁桃体炎、鼻窦炎、齿槽脓溢或龋齿等脓性分泌物；口腔、鼻、咽部手术后的血块；齿垢或呕吐物等，在神志不清、全身麻醉等情况下，经气管被吸入肺内，

造成细支气管阻塞，病原菌即可繁殖致病。此外，有一些患者未能发现明显诱因，国内和国外报告的病例分别为29.3％和23％。可能由于受寒、极度疲劳等的影响，全身免疫状态与呼吸道防御功能降低，在深睡时吸入口腔的污染分泌物而发病。本型常为单发型，其发生与解剖结构及体位有关。由于右总支气管较陡直，且管径较粗，吸入性分泌物易吸入右肺，故右肺发病多于左肺。在仰卧时，好发于上叶后段或下叶背段；在坐位时，好发于下叶后基底段。右侧位时，好发于右上叶前段和后段。

（2）血源性肺脓肿：皮肤创伤、感染、疖痈、骨髓炎、产后盆腔感染、亚急性细菌性心内膜炎等所致的败血症和脓毒血症，病原菌

（多数为金葡菌）、脓毒栓子，经肺循环带至肺，引起小血管栓塞、肺组织发炎和坏死，形成脓肿。病变常为多发性，无一定分布，常发生于两肺的边缘部。

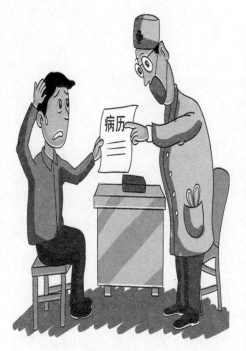

（3）继发性肺脓肿：多继发于其他疾病，如金黄色葡萄球菌和肺炎杆菌性肺炎、空洞性肺结核、支气管扩张、支气管囊肿和支气管癌等继发感染，可引起肺脓肿。肺部邻近器官化脓性病变或外伤感染、膈下脓肿、肾周围脓肿、脊柱旁脓肿、食管穿孔等，穿破至肺亦可形成脓肿。

（4）阿米巴肺脓肿：多继发于阿米巴肝脓肿。由于肝脓肿好发于肝右叶的顶部，易穿破膈肌至右肺下叶，形成阿米巴肺脓肿。

　　早期细支气管阻塞，肺组织发炎，小血管栓塞，肺组织化脓、坏死，终至形成脓肿。病变可向周围扩展，甚至超越叶间裂侵犯邻近的肺段。菌栓使局部组织缺血，助长厌氧菌感染，加重组织坏死。液化的脓液，积聚在脓腔内引起张力增高，最后破溃到支气管内，咳出大量脓痰。若空气进入脓腔，脓肿内会出现液平面。有时炎症向周围肺组织扩展，可形成一至数个脓腔。若脓肿靠近胸膜，可发生局限性纤维蛋白性胸膜炎，引起胸膜粘连。位于肺脏边缘部的张力性脓肿，若破溃到胸膜腔，则可形成脓气胸。若支气管引流不畅，坏死组织残留在脓腔内，炎症持续存在，则转为慢性肺脓肿。脓腔周围纤维组织增生，脓腔壁增厚，周围的细支气管受累，致变形或扩张。

呼吸病自助防治方案

肺脓肿常见临床表现有哪些

急性吸入性肺脓肿起病急骤，患者畏寒、发热，体温可高达39～40℃。伴咳嗽、咳黏液痰或黏液脓痰。炎症波及局部胸膜可引起胸痛。病变范围较大，可出现气急。此外，还有精神不振、乏力、胃纳差。10～14天后，咳嗽加剧，脓肿破溃于支气管，咳出大量脓臭痰，每日可达300～500毫升，体温旋即下降。由于病原菌多为厌氧菌，故痰带腥臭味。有时痰中带血或中等量咯血。

慢性肺脓肿患者有慢性咳嗽、咳脓痰、反复咯血、继发感染和不规则发热等，常呈贫血、消瘦慢性消耗病态。

血源性肺脓肿多先有原发病灶引起的畏寒、高热等全身脓毒血症的症状。经数日至两周才出现肺部症状，如咳嗽、咳痰等。通常痰量不多，极少咯血。

体征：与肺脓肿的大小和部位有关。病变较小或位于肺脏的深部，可无异常体征。病变较大，脓肿周围有大量炎症，叩诊呈浊音或实音，听诊呼吸音减低，有时可闻湿啰音。血源性肺脓肿体征大多阴性。慢性肺脓肿患者患侧胸廓略塌陷，叩诊浊音，呼吸音减低，可有杵状指（趾）。

肺脓肿患者常用哪些辅助检查

肺脓肿患者常用的辅助检查有：

（1）血液检查：继发感染时可有白细胞计数增高。病程长或咯血严重者可有贫血、血沉增快等。

（2）痰液检查：痰液涂片可发现革兰阳性及阴性细菌，培养可检出致病菌，痰培养有助于敏感抗生素的选择。

（3）影像学检查：胸部CT扫描多呈类圆形的厚壁脓腔，脓腔内可有液平面出现，脓腔内壁常表现为不规则状，周围有模糊炎性阴影。

（4）肺功能检查：主要表现为阻塞性通气障碍。晚期可有动脉血氧分压降低和动脉血氧饱和度下降。

肺脓肿如何诊断

依据口腔手术、昏迷呕吐、异物吸入，急性发作的畏寒、高热、咳嗽和咳大量脓臭痰等病史，结合白细胞总数和中性粒细胞显著增高，肺野大片浓密炎性阴影中有脓腔及液平面的X线征象，可作出诊断。血、痰培养，包括厌氧菌培养，分离细菌，有助于作出病原诊断。有皮肤创伤感染，疖、痈等化脓性病灶，发热不退并有咳嗽、咳痰等症状，胸部X线检查显示有两肺多发性小脓肿，可诊断为血源性肺脓肿。周围血象血液白细胞计数及中性粒细胞均显著增加，总数可达2万～3万/立方毫米，中性粒细胞在80％～90％以上。慢性肺脓肿患者的白细胞无明显改变，但可有轻度贫血。痰和血的病原体检查、痰液涂片革兰染色检查、痰液培养，包括厌氧菌培养和细菌药物敏感试验，有助于确定病原体和选择有效的抗生素治疗。血源性肺脓肿患者的血培养可发现致病菌。X线检查：肺脓肿的X线表现根据类型、病期、支气管的引流是否通畅以及有无胸膜并发症而有所不同。吸入性肺脓肿在早期化脓性炎症阶段，其典型的X线征象为大片浓密模糊炎性浸润阴影，边缘不清，分布在一个或数个肺段，与细菌性肺炎相似。脓肿形成后，大片浓密炎性阴影中出现圆形透亮区及液平面。在消散期，脓腔周围炎症逐渐吸收，脓腔缩小而至消失，最后残留少许纤维条索

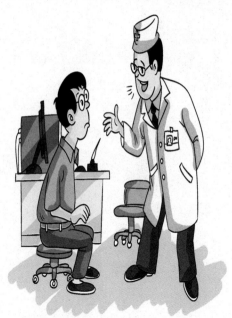

阴影。慢性肺脓肿脓腔壁增厚，内壁不规则，周围炎症略消散，但不完全，伴纤维组织显著增生，并有程度不等的肺叶收缩，胸膜增厚。纵隔向患侧移位，其他地方发生代偿性肺气肿。血源性肺脓肿在一肺或两肺边缘部有多发的散在小片状

炎症阴影或边缘较整齐的球形病灶，其中可见脓腔及液平面。炎症吸收后可呈现局灶性纤维化或小气囊。并发脓胸者，患侧胸部呈大片浓密阴影；若伴发气胸则可见液平面。侧位X线检查，可明确脓肿在肺脏中的部位及其范围大小，有助于作体位引流或外科治疗。胸部CT扫描多呈类圆形的厚壁脓腔，脓腔内可有液平面出现，脓腔内壁常表现为不规则状，周围有模糊阴影。纤维支气管镜检查有助发现病因，若为支气管肿瘤，可摘取做活检。如见到异物可摘出，使引流恢复通畅。亦可借助纤维支气管镜防污染毛刷采样细菌培养以及吸引脓液和病变部位注入抗生素，促进支气管引流和脓腔的愈合。

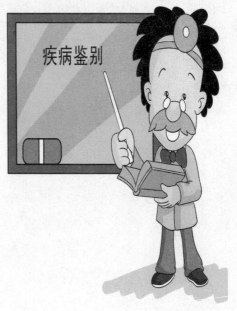

或段实变或呈片状淡薄炎性病变，边缘模糊不清，但无脓腔形成。其他有化脓性倾向的葡萄球菌、肺炎杆菌肺炎等。痰或血的细菌分离可作出鉴别。

肺脓肿需与哪些疾病相鉴别

肺脓肿与疾病相鉴别的方法有：

（1）细菌性肺炎：早期肺脓肿与细菌性肺炎在症状及X线表现上很相似。细菌性肺炎中肺炎球菌肺炎最常见，常有口唇疱疹、铁锈色痰而无大量黄脓痰。胸部X线片示肺叶

（2）空洞性肺结核：发病缓慢，病程长，常伴有结核毒性症状，如午后低热、乏力、盗汗、长期咳嗽、咯血等。胸部X线片示空洞壁较厚，其周围可见结核浸润病灶，或伴有斑点、结节状病变，空洞内一般无液平面，有时伴有同侧或对侧的结核播散病灶。痰中可找到结核杆菌。继发感染时，亦可有多量黄脓痰，应结合病史，在治疗继发感染的同时，反复查痰可确诊。

（3）支气管肺癌：肿瘤阻塞支气管引起远端肺部阻塞性炎症，常在肺叶、段分布。癌灶坏死液化形成癌性空洞。发病较慢，常无或仅有低度毒性症状。胸部X线片示空洞常呈偏心、壁较厚、内壁凹凸不平，一般无液平面，空洞周围无炎症反应。由于癌肿经常发生转移，故常见到肺门淋巴结大。通过X线体层摄片、胸部CT扫描、痰脱落细胞检查和纤维支气管镜检查可确诊。

（4）肺囊肿：继发感染肺囊肿呈圆形、腔壁薄而光滑，常伴有液平面，周围无炎性反应。患者常无明显的毒性症状或咳嗽。若有感染前的X线片相比较，则更易鉴别。

慢性肺脓肿有什么特点

慢性肺脓肿有以下三个特征：

（1）脓肿部位开始时多居在肺段或肺叶的表浅部。

（2）脓腔总是与一个或一个以上的小支气管相通。

（3）脓肿向外蔓延扩展，到晚期则不受肺段、肺叶界限的限制，

而可跨段、跨叶，形成相互沟通的多房腔的破坏性病灶。慢性肺脓肿由于胸膜粘连，粘连中形成侧支循环。血流方向是自血压较高的胸壁体循环流向血压较低的肺循环。临床在其体表部可听到收缩期加重的连续性血管杂音。凡有此杂音者术中出血量较大，应有充分补血和止血技术方面的准备。慢性肺脓肿患者经久咳嗽、咯血、脓痰，全身有中毒症状，营养状况不良，呼吸功能受损、贫血、消瘦、水肿、杵状指（趾）等。

专家提醒

肺脓肿是由多种细菌感染引起的肺组织化脓性病变，早期为化脓性炎症，继而变成坏死形成脓肿，常有空洞形成。主要临床症状有发热、咳嗽、大量脓痰和咯血。而肺气肿是终末支气管远端部分——呼吸细支气管、肺泡管、肺泡气囊和肺泡的膨胀及过度充气，导致肺组织弹性减退，体积增大和肺功能降低的疾病。临床表现为缺氧与呼吸困难，严重时可有二氧化碳潴留。

呼吸病自助防治方案

如何治疗肺脓肿

（1）一般治疗：卧床休息，给予高热量、易消化饮食，保证足够液体摄入量。

（2）对症及支持治疗：高热者应给予物理降温，咳嗽剧烈者口服镇咳药物，痰液黏稠不易咳出者宜口服祛痰剂，并配合雾化吸入糜蛋白酶4000单位，每日2次。必要时可静脉输入白蛋白、脂肪乳、新鲜血浆及新鲜全血。

（3）抗生素治疗

①原发吸入性肺脓肿：大多数为厌氧菌感染，几乎均对青霉素敏感，疗效满意，故青霉素皮试阴性者首选青霉素。早期发现，病程在1个月内的患者治愈率可达86％。

②血源性肺脓肿：主要为耐青霉素的金黄色葡萄球菌感染，可选用苯唑西林4～6克/升，分2次肌内注射或静脉滴注；或头孢类抗生素，如头孢唑林、头孢呋辛、头孢曲松等。根据痰标本的细菌培养和药物敏感试验结果，选用高敏感性抗生素。

（4）局部治疗：在全身用药的基础上配合局部治疗可提高疗效，如环甲膜穿刺向气管内注入或雾化吸入抗生素，或选取与病变相应部位支气管内留置细导管定时滴入抗菌药，必要时还可经纤维支气管镜吸引脓液和局部滴药。邻近胸膜的较大肺脓肿可在准确定位后经胸壁穿刺抽脓及注入抗生素。

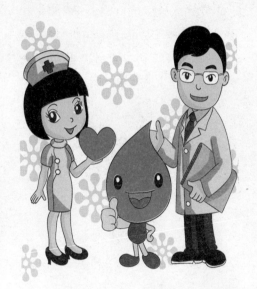

（5）体位引流：有助于脓液排出，要鼓励患者坚持进行，脓痰黏稠者可应用祛痰和稀化痰液药物，如溴己新，每次16毫克，每日3次，或α糜蛋白酶加庆大霉素及生理盐水超声雾化吸入等均有利于排痰。同时按脓肿位置采用适宜体位进行引流，原则是使病变置于高位，如上叶后段、下叶背段的脓肿可取俯

卧头低位，基底段者取头低脚高俯卧位，宜稍向健侧倾斜，并轻轻拍击患部，便于脓液引流咳出，一般每日2～3次，每次15～20分钟。

（6）预防治疗：口咽部及上呼吸道感染灶，以防感染性分泌物误吸。对口腔及其他手术的患者应注意麻醉深度，及时清除口腔及呼吸道分泌物，慎用镇静剂、镇痛剂及镇咳剂，鼓励咳嗽排痰，以防吸入性感染。积极治疗皮肤及肺外化脓性病灶，防止血源性肺脓肿发生。

如何正确选用抗生素治疗肺脓肿

（1）青霉素剂量可根据病情决定。症状较轻患者每次80万～160万单位，肌内注射，每日3～4次；病情重者宜每日800万～1200万单位，分2次静脉滴注，使坏死组织中药物浓度增强，提高疗效。

（2）有效者3～10日体温下降，症状好转，如青霉素疗效不佳则可能为脆弱类厌氧菌或合并其他细胞的混合感染，可改用林可霉素，1.2～2.4克，分2次静脉滴注；或青霉素加甲硝唑联合用药或氨苄

专家提醒

肺脓肿，是由多种化脓菌混合感染引起的肺实质化脓性炎症。含病原菌的口、鼻、咽腔分泌物吸入肺内是发病的主要原因。因此，预防本病的关键在于积极去除和治疗口腔、鼻、咽腔的慢性感染源，如龋齿、扁桃体炎、鼻旁窦炎、齿槽溢脓等。避免过量使用镇静、催眠、麻醉药及酗酒。对上呼吸道手术及昏迷、全身麻醉者应加强护理，预防肺部感染。治疗应早期使用强有力的抗生素，痰液引流亦是提高疗效的重要措施。本病经积极有效治疗后可获痊愈。对慢性肺脓肿，尤其是抗生素治疗3个月后，仍有厚壁空洞或反复大咯血者，可考虑手术切除治疗。

西林、阿莫西林、克拉维酸（特美汀）及头孢呋辛，均静脉滴注。

（3）氨基苷类抗生素在痰中浓度为血浓度的30％，可抑制50％～70％肠杆菌科细菌及铜绿假单胞菌，脓痰中的镁离子、钙离子及脓腔中的酸性以及厌氧环境常影响其抗菌活性，故不单独使用。

（4）如抗生素有效，体温下降后可改用肌内注射。疗程宜长，应持续用药8～12周，直至肺脓肿完全吸收或仅残留条索阴影。

肺脓肿手术治疗的指征有哪些

肺脓肿手术治疗的指征有：

（1）病期在3个月以上，经内科治疗病变未见明显吸收，而且持续或反复发作有较多症状者。

（2）慢性肺脓肿有突然大咯血致死的威胁，或大咯血经积极药物治疗仍不停止者，应及时手术抢救。

（3）慢性肺脓肿如因支气管高度阻塞而感染难以控制者，应在适当准备后进行肺切除。

（4）慢性肺脓肿与其他病灶并存，或不能完全鉴别，如结核、肺癌、肺真菌感染等，也需要肺切除治疗。

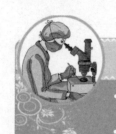

第六节

支气管哮喘

 什么是支气管哮喘

　　支气管哮喘是由多种细胞和多种组分参与的气道慢性炎症性疾病。许多细胞在哮喘的炎症中起作用，特别是肥大细胞、嗜酸性粒细胞和T淋巴细胞。慢性炎症形成后的气道，其反应性增高；当接触各种危险因素时，气道出现阻塞和气流受阻，这些炎症会造成反复发作的喘息、呼吸困难、胸闷和咳嗽，尤其在夜间和（或）清晨。这些症状可自行或经治疗后至少部分缓解。

　　哮喘的临床表现之一是咳嗽，以夜间和早晨最为明显。晨起时咳嗽剧烈，夜间睡眠因咳嗽、喘息或胸闷而被惊醒，这些症状打断睡眠，影响日常生活及工作质量。这是由于哮喘患者在夜间及清晨的呼吸道反应性及迷走神经兴奋性增高，同时伴有功能性残气量增高和气道炎症扩散所致。胃食管反流是另一个引起哮喘夜间发作的重要诱因。研究发现，夜间诱发的哮喘患者多数合并胃食管反流，而胃液频繁地反流会导致反流性食管炎。反流的胃酸对食管的刺激是诱发哮喘发作的因素。因此，当哮喘夜间发作影响到睡眠、且久治不愈时，应想到此病的可能。还有夜间气候变化和室内积存较多的变应原（尘螨）与夜间咳嗽也有一定的关系。

　　哮喘发作时大多数患者会有喘息的表现，最直接的体征是肺部可以听到哮鸣音。哮鸣音是由于气管、支气管狭窄或部分阻塞，空气吸入或呼出时产生湍流而产生的。

在哮喘发作时，支气管平滑肌出现痉挛，支气管黏膜充血水肿，腺体分泌增加，最终导致气道狭窄受阻，从而出现哮鸣音。在夜间安静时，儿童哮喘患者由于胸壁薄，声音的传导比成年人清晰，可不用听诊器，贴在患儿背部，就可以听见清晰的哮鸣音。

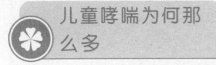 儿童哮喘为何那么多

哮喘是世界范围内严重威胁公众健康的主要慢性疾病之一，近几十年来全球大多数地区的哮喘患病率呈现逐年上升的趋势。2013年中国哮喘联盟协会和卫生部联合调查显示，我国哮喘患病率达到1.20%，与十年前比较，有明显的上升。其中，北京地区的发病率较十年增高147.99%。一般认为儿童的发病率高于成人，成人哮喘患者中女性患者略多，而在儿童中男孩的患病率远高于女孩。约40%以上的患者有家族史。总体而言，哮喘的患病率在发达国家高于发展中国家，城市高于农村。

近年来的研究发现，我国哮喘

的患病率仍在上升。2011年我国儿童哮喘流行病学调查结果显示，儿童哮喘的患病率为0.5%～3.3%，较10年前上升了64.8%。根据2012年第三次调查的初步结果显示，最近10年间我国大部分地区儿童哮喘的患病率进一步上升。据估计，全国有哮喘患者2000万之多。为什么儿童哮喘的发病率会如此大幅度地上升呢？主要与下列原因有关：

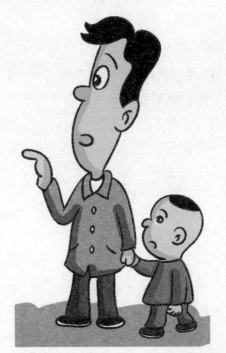

（1）空气污染加重：随着经济的发展，我国城市机动车数量不断增多，汽车尾气排放量加大。某些地区单纯追求经济利益，忽视环境保护，致使工业废气、粉尘污染空

气事件时有发生；与此同时，城市居住条件的不断改善也使迁入新居或进行居室装修的家庭大幅增加，在这些刚刚装修完的新居中，甲醛、苯等散发的有害气体弥漫于空气中；此外，由于对吸烟的危害重视不够，不少家庭及公共场所仍是烟雾缭绕。这些被污染的空气极大地威胁着人类的健康，对于身体发育尚未完成、抵抗力相对脆弱的儿童来说，危害更为严重。从已有的研究资料来看，空气污染对儿童可能的影响主要有影响肺功能和肺的发育、促进和诱发呼吸系统疾病、引起各种过敏症状等。现在患过敏性鼻炎的人越来越多。研究已经证实，儿童时期患有过敏性鼻炎的人，其中相当一部分有转成哮喘的倾向。

（2）饮食结构变化：英国的一份报告上说，儿童经常吃营养不均衡的西式快餐，容易患哮喘。在我国，许多独生子女家庭唯恐孩子营养不足，给孩子吃大量的高蛋白食品，或孩子喜欢吃什么就吃什么，结果往往造成儿童饮食结构不合理，使其摄入过量的油脂、蛋白质，对哮喘的发病起了推波助澜的

作用。有调查发现，收入水平越高的家庭，儿童哮喘的发病率越高；收入水平较低的家庭，对于儿童饮食并无特殊关照，儿童哮喘的发病率却很低。这一现实无疑是令人深思的。

专家提醒

过于清洁和优裕的生活环境也是使儿童哮喘发病机会增加的重要原因。现在有的孩子洗手用消毒水，饮水喝蒸馏水，大量食用含防腐剂的食品和饮料，这些生活方式不利于健康。反之，幼时患过麻疹、呼吸道疾病或肠道寄生虫病的人，哮喘发病率较低，较少使用维生素、与牲畜接触较多的农村儿童发病率也低。儿童期少量的病毒感染和细菌接触可能有利于增加机体免疫力，同时减少变态反应疾病的发生。

（3）生活方式改变：较之10年、20年前，人们的生活无疑发生了翻天覆地的变化。但是谁能想到，在越来越优越的居住环境中潜藏着更多的致敏原：大量使用地毯、席梦思床垫、软垫、沙发，使螨虫生存的机会增多；空调的普及使得封

闭式的家居环境通风较差，极易滋生霉菌；家庭宠物增多，猫狗的皮毛、唾液、尿液等均可引起过敏反应。吸烟产生的烟雾，也会导致哮喘的发生；蟑螂粪便和被蟑螂沾染过的食物都具有致敏性。这些都使有过敏体质的人哮喘发生的机会增多。与此同时，儿童室外活动机会少，体育锻炼少，体质较弱，造成孩子对疾病和环境变化的抵抗能力下降，也是诱发哮喘的重要原因之一。

城市哮喘发病率为何比农村高

2012年我国抽样调查显示，城市儿童哮喘平均患病率为1.97%，比10年前明显增加，其中北京、上海、天津等城市发病率增加，高达1～2倍。在对我国40多个大中城市、共40万儿童进行的大规模调查中发现，城市儿童哮喘患病率与10年前相比有明显上升趋势，重庆和上海均已超过4%。北京孩子的患病率与10年前相比增加了2.6倍。城市中哮喘发病率高主要与空气污染、生活环境过于清洁等有关。

（1）环境因素：工业化导致大气污染，城市里密集居住导致人类生存环境下降，室内装修把居室也变成了尘螨滋生地和其他致敏原的聚集地，化工产品制作的装修材料可能释放大量有害物质。这些室内外环境的变化能刺激呼吸道，引起敏感者哮喘发作。

（2）生活方式的变化：室外活动普遍减少，饲养宠物、虫鱼花鸟已成为都市人的生活时尚，但这些宠物的分泌物、皮屑和脱毛均可成为诱发哮喘的因素。已知猫的皮质腺分泌物和唾液可形成非常小的颗粒，能在长达6个月以上时间内以一种抗原气溶胶形式存在于室内外空气中。另外某些植物花粉或孢子也是哮喘致敏原。

（3）饮食结构的变化：现代食品中食品调味剂、防腐剂、染色剂等化学添加剂的大量使用使对食物过敏并诱发哮喘的人有所增加。

（4）精神压力增大：现代生活节奏加快，人际竞争和工作压力使得都市人的精神心理压力较以往增加，这些社会心理因素可直接或间接影响哮喘的发作。如经常能看到有人因突然的情绪兴奋、精神创伤或激烈争吵诱发哮喘发作。

（5）药物因素：城市里传染病发病率的下降，大量抗生素等化学药物的使用，导致人们的机体免疫力下降。同时某些药物本身也能引起哮喘，如阿司匹林、普萘洛尔、吲哚美辛等药物也具有诱发哮喘的潜在危险性。药物因素也会引起哮喘发病的增加。

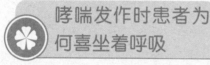

哮喘发作时患者为何喜坐着呼吸

端坐呼吸，顾名思义就是端端正正地坐着呼吸。正常情况下，人的呼吸是持续的，每时每刻不自主地完成呼和吸的全过程，吸入氧气和呼出二氧化碳，以满足机体新陈代谢的需要。但是在一些病理情况下，人体会表现出一些不自主的动作，端坐呼吸就是其中的一种。端坐是相对平卧而言，端坐时膈肌位置下移，胸廓容量扩大，有利于肺部的膨胀和气体的容纳。同时，端坐位时心脏的回心血量减少，降低了心脏的前负荷，也降低了心脏的后负荷，使肺部的压力减小。人的呼吸受很多因素的调节，包括膈肌的位置、胸廓的大小、肺部循环压

力等。正常生理状态下，人的任何一种自然体位都不会制约正常的呼吸运动，但是在病理条件下，尤其是一些和呼吸运动或心脏搏动有关的疾病中，体位的差别对人体的自觉感受会有较大的影响。哮喘发作时，要求有更大的胸廓容量、更低的肺内压力。此时端坐呼吸有利于达成这种状态，所以患者就不自主地选择了这一体位。

为什么要做过敏原检查

过敏原是导致哮喘发病的主要原因。检测过敏原有助于患者了解哪些环境因素可能与其哮喘的发病有关，进而采取有效的环境控制措施以避免接触，或采取相应的脱敏治疗来减少发病，因此过敏原检查对哮喘的防治具有重要的作用。对于有反复和持续"过敏症状"者及需要持续哮喘控制治疗的哮喘患者，不分年龄大小，都应该进行过敏原检测。检查的过敏原种类应根据儿童的年龄、阳性家族史和症状特点而定，具体检查时还要考虑到发病的季节或昼夜变化等因

素。所有过敏原检查都应该有量化指标，以评估机体对过敏原致敏的强度。根据过敏原检查和临床调查，人群中过敏性疾病的累积发病率为25％～30％，过敏性皮炎是15％～20％，哮喘是7％～10％，过敏性鼻结膜炎是15％～20％。

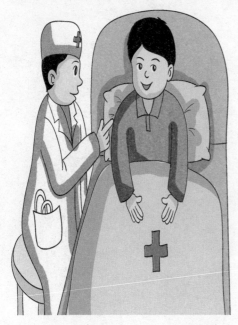

特异性诊断是过敏性疾病诊断的核心，目前各级医院开展的各种过敏原检查工作主要有体内检查和体外检查两大类。患者可结合自己的实际情况采用相应的检测方法。但必须提醒的是，体内试验应在具备急救处理能力的医疗单位中进行，并只能在疾病的缓解期进行，否则有可能导致严重的哮喘发作。

常用的过敏原检查有哪些方法

过敏性疾病的特异性诊断包括体内和体外的检查方法。体内检查方法包括皮肤点刺和皮内、划痕、斑贴、激发试验；体外检查方法主要是血清学特异性抗体的测定。下面就几项常见的检查方法。

（1）过敏原皮肤点刺试验：皮肤点刺试验是较简便而又具有较高特异性的检查试验方法，近年被国内外变态反应学界广泛采用。具体操作：将一滴纯化的过敏原液滴在皮肤上，用特殊的针在局部点刺皮肤，皮肤局部接触过敏原后可出现充血、水肿，形成风团和红晕等表现。通过观察皮肤的局部反应的范围和强度，可以了解过敏性疾病患者对过敏原的致敏状态，有利于环境控制和特异性免疫治疗的选择。该试验操作简便、快速，反应明显，特异性高，可同时进行多至数十种过敏原的点刺测定，而且几乎无痛苦，极少出现全身反应。通过近年皮肤过敏原的检测发现，我国患者以对尘螨过敏者最多，其次为屋尘、真菌及花粉等。近年发现蟑螂引起哮喘者屡见不鲜。但皮肤试验也存在着少量假阳性和假阴性的情况，故对其结果必须结合临床具体分析。要特别强调的是过敏原皮肤点刺试验应该在疾病稳定期进行。

（2）过敏原皮内试验：皮内试验类似于青霉素皮试，其应用原理与皮肤点刺试验相同，目前主要应用于成人的过敏原检查。该试验抗原量小，不引起明显疼痛。皮内试验和点刺试验各有其优缺点，两者均为临床常用的过敏反应特异性诊断方法，在儿科过敏性疾病的诊断中点刺试验多为首选的诊断方法。

（3）斑贴试验：该试验用含有过敏原的纸片与皮肤接触，进行检测，主要用于接触性皮炎的检查，有时用于严重的速发型过敏反应的患者。在进行点刺试验前，为安全起见，也可先进行斑贴试验。目前已有斑贴试剂盒出售，也可直接用可疑物进行试验，如染发剂、化妆品等。斑贴试验应观察48小时以上，对于严重过敏者，时间应灵活掌握。

（4）激发试验：包括鼻黏膜激发试验、支气管激发试验、食物激发试验、药物激发试验及现场激发试验，是过敏反应特异性诊断的金标准。但由于其方法复杂，具有诱发严重过敏反应的潜在风险，临床上除了食物激发试验和现场激发试验分别作为食物过敏反应和职业性哮喘诊断金标准外，其他多作为研究使用。

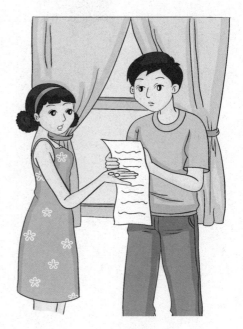

（5）血清免疫球蛋白检测：I型变态反应性疾病患者的血清中含有针对过敏原的特异性免疫球蛋白抗体（S-IgE），血清S-IgE检测是变应性疾病的体外特异性诊断中最重要的检测之一。体外试验具有高敏感、特异性高、精确、不受服药因素影响等优点，但价格较为昂贵。

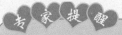

定期检测肺功能可了解哮喘患者的气流受阻情况，帮助诊断和确定哮喘的严重程度，是哮喘规范化治疗方案的重要组成部分。尤其是峰流速仪，是一种很轻便的仪器，用于每天或每周定期检查，根据测定的峰流速绝对值和一天内早晚峰流速值的变异来判断患者的疾病控制水平。当峰流速的绝对值低于预计值或个人最佳值的80%、或峰流速的早晚变异率大于15%时，提示哮喘控制不良或预示哮喘的发作。峰流速的绝对值越低，早晚差异越大，就提示疾病越严重。在对哮喘症状定期复核的同时，长期进行峰流速的检测，对评价患者对药物治疗的反应很有用。检测峰流速还可以在症状出现之前，帮助发现病情加重的早期征象，有利于哮喘的早期治疗。

 ## 怎样写哮喘日记

哮喘的发病是由多种因素综合作用的结果，除了遗传因素不能控制以外，其他的外界因素都可以注意和避免，记录哮喘日记是评估病情和了解与疾病相关环境因素最好的方法之一。通过对哮喘日记进行分析和归纳，有助于找到引发哮喘的可疑因素和危险状态，及时给患者用药，避免哮喘的急性发作和加重。而且哮喘日记还是很好的医生参考资料，便于医生制订出针对哮喘急性发作和长期控制的阶梯式治疗方案，观察治疗后的反应，为长期控制治疗方案的调整提供依据。

哮喘日记包括以下几个方面：气候情况，主要是日常的气温、湿度和空气污染情况；饮食，可疑食物包括巧克力、奶油、坚果、冰激凌、糖、油炸食品、过咸食品和不经常食用的食品；咳嗽情况，主要是咳嗽的时间、频率、有没有痰，咳嗽时候有没有嗓子发痒；最大峰流速，这是一个简易的肺功能检测方法，简单易行，适用于4岁以上的孩子，首先要和医生一起测算患者峰流速的绿区（安全区）、黄区（警告区）、红区（危险区），如果峰流速数值下降超过10%，说明孩子处于警告区，要密切观察；如果患者还有其他症状，要考虑增加药物的强度。峰流速数值下降超过20％，说明孩子处于危险区，要及时使用速效支气管舒张剂，否则有可能引起哮喘的急性发作。

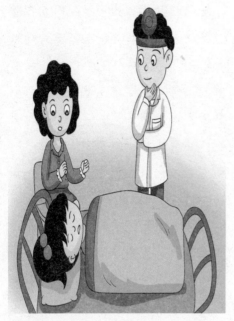

患者或家长平时要把与每次哮喘发作的日期、时间、地点、轻重程度，发病前24小时内生活中发生过的特殊事件，发病当天的气候情况，有无特殊饮食、剧烈活动、大哭大笑，是否接触过特殊的化学物质，用药情况及峰流速测试值等，都详细记录下来，并且要持之以恒。每天记录的情况显示了患者当天的情况。应该了解哮喘是一个慢性气道炎症性疾病，症状可以反复出现，即便有的时候没有明显的症状，但是气道的过敏性炎症始终存在。哮喘日记不仅记录了患者当天的情况，并可以了解更长时间的情况。医生和患者根据记录的情况，有一个量化的指标来判定患者的病情变化，药物治疗的效果，根据对这些资料的评估，就可以调整治疗药物的种类和剂量，指导患者使其病情能够达到完全控制。

✿ 什么是雾化吸入

雾化吸入是以压缩空气或高压氧气为驱动力，通过高速运动的气流将药物溶液或悬液变成可吸入气雾微粒，患者用普通的呼吸动作完成药物的吸入。这种吸入疗法对患者的吸气流速无依赖性，不需要患者的特别配合，药物颗粒在下气道的分布较良好，疗效确切、可靠，起效快。一般在吸入 β_2 受体激动剂后 $1\sim5$ 分钟即可起效，吸入糖皮质激素后数小时起效，适用于不同程度哮喘急性发作的治疗及不能正确使用其他吸入装置的哮喘患者。

雾化吸入是将待用的药物转变为气雾状态吸入呼吸道，常用的有超声雾化和喷射雾化两种。以前临床较普遍使用的是超声雾化器，对于哮喘患者来说，超声雾化并不是最佳选择。原因是超声雾化产生的气雾密度较高，可增加患者的气道阻力；超声雾化时产生的热能，可能影响糖皮质激素等药物的活性；而且一般的超声雾化器不适用于混悬药液。临床上更多使用的是喷射式雾化器，特点是：装置使用较方便；可使用氧气或压缩泵提供动力气流；药液量小，产生的药雾颗粒均匀；适用于各年龄的哮喘患者，并可使用各种呼吸道治疗药物。对于哮喘症状长期反复发作的患者，建议备有喷射式雾化器，以便哮喘发作时可以在家庭治疗。

如何使用糖皮质激素治疗哮喘

目前公认糖皮质激素为治疗哮喘的首选药物，给药方式有雾化吸入、口服、肌内注射、静脉点滴四种，考虑到糖皮质激素的不良反应，以吸入给药为主要途径，对于吸入给药不能控制或糖皮质激素依赖性的患者可全身给药。

（1）吸入给药：主要适用于以下患者：①轻中度的慢性哮喘。②静脉、口服糖皮质激素的减量及维持过程中。③预防哮喘季节性发作。④并发糖尿病、高血压、骨质疏松等疾病的激素依赖性老年性哮喘患者。

常用药物有二丙酸倍氯米松、丙酸氟替卡松和布地奈德气雾剂，每日剂量在500～1000微克，可分为2～4次吸入，应用3～6个月或更长时间，症状控制后可以减量或减少吸入次数。由于老年患者对吸入气雾剂使用方法不易掌握，疗效不稳定，借助储雾器装置或干粉吸入装置可有助于解决这一问题。

（2）口服用药：口服给药适用于以下老年性哮喘患者：①重度哮喘经静脉控制症状，但仍需巩固治疗者。②中度哮喘急性发作时的突击治疗。③激素依赖性哮喘的长期维持治疗。④单纯吸入激素仍不能控制症状的慢性哮喘患者。

常用药物：泼尼松或泼尼松龙，每日20～40毫克，每日晨起顿服，维持1周，症状缓解后每周减量5毫克，减至15毫克时，之后每周减量15%～20%，直至停用或减量至5～10毫克时重叠应用吸入激素，最后改为吸入用药。

（3）肌内注射给药：适用于以下老年性哮喘患者：①慢性持续性和反复发作的老年性哮喘患者。②口服泼尼松维持效果不好者。

药物可用曲安西龙，每次40毫克，肌内注射，每4～5周注射1次，最多不能超过3次。由于老年哮喘患者已有潜在性肾上腺皮质功能不全，故临床应用较少。

（4）静脉给药：适用于以下老年哮喘患者：①老年哮喘患者中重度急性发作，应用足量支气管扩张剂疗效欠佳者。②定期口服糖皮质激素后症状仍不能控制且有恶化倾向者。

首选药物注射用氢化可的松琥珀酸钠，用量200～400毫克，每4～6小时一次重复应用至病情缓解，疗程3～5天。也可应用甲泼尼龙琥珀酸钠水溶液40～80毫克静脉注射，每日1～3次，连用2～3天。

 ## 如何使用茶碱类药物治疗哮喘

以氨茶碱为代表药，是控制哮喘病症状的常用药物，一般口服给药或静脉给药，茶碱的半衰期为5～8小时，而老年人则可延长；清除率一般在0.10～0.17微克/小时，但随着年龄的增加其清除率也可下降，而女性、肥胖、呼吸衰竭、肝脏疾病、急性病毒感染及应用H_2受体阻滞剂、大环内酯类、喹诺酮类等药物时清除率也降低，相反，老年哮喘患者应用巴比妥类静脉麻醉药和七烯类抗真菌药物及缺乏甲基黄嘌呤的饮食时都可使清除率增加；一般认为老年人血药浓度在7～10毫克/升时，肺功能相应改善较大，而不良反应相对较少，如＞20毫克/升则易引起毒性反应，如恶心、呕吐、心律失常、头痛、震颤等不良反应。茶碱缓释或控释剂型，由于溶解速度减慢，药物持久缓慢或控制释放，血药峰浓度和谷浓度的差距较小，故对老年人比较适宜。近年来主张采用低剂量茶碱治疗哮喘病，认为低剂量茶碱具有抗炎作用，特别是老年哮喘伴有冠状动脉粥样硬化性心脏病或低氧血症时，即使血药浓度未及15毫克/升也可出现异位心律（如室性和房性心动过速）。老年人对茶碱的毒性反应较为敏感，因此，对于老年性哮喘不宜大剂量使用茶碱治疗。曾有报道认为老年患者应用茶碱可能造成永久性脑损伤。由于老年性哮喘患者茶碱的治疗剂量和中毒剂量非常接近，所以应强调在老年性哮喘患者使用茶碱时应密切监测血药浓度，以免中毒。

如何使用 β_2 受体激动剂治疗哮喘

β_2 受体激动剂的药理作用主要与兴奋气道平滑肌细胞上的 β_2 肾上腺素能受体有关，临床上老年哮喘常用的有速效 β_2 受体激动剂。速效 β_2 受体激动剂包括沙丁胺醇、非诺特罗和特布他林等，速效 β_2 受体激动剂的特点是起效快，作用显著，但持续时间短，主要在急性发作期用于控制哮喘症状，在治疗的同时还有助于哮喘病诊断以及与心脏病的鉴别诊断。长效 β_2 受体激动剂包括沙美特罗、福莫特罗和班布特罗等，它们起效时间不等，但作用时间长、平喘效果好、心血管不良反应轻、安全性大，尤其适用于无心过速又有心前区不适及紧缩感的患者。虽然静脉给予 β_2 受体激动剂可

使血药浓度很快升高，可以迅速达到平喘效果，但是心脏和肌肉震颤等不良反应的发生频率也较高，故哮喘患者应慎用静脉给予 β_2 受体激动剂，口服给药时，血药浓度上升相对较慢，2～4小时才达高峰，起效慢，疗程维持时间短，故目前已推出的新型控释片剂仍可作为常用的选择药物。

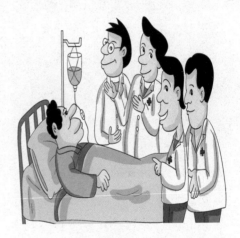

由于老年性哮喘患者的肾功能降低，所以应用 β_2 受体激动剂的剂量应适当降低，而许多老年患者，由于 β 受体功能随年龄增加而进行性下降和（或）β 受体数量减少，或因为疗效不佳、起效较慢而常常自行增加速效 β_2 受体激动剂的使用频率和剂量，因此大大增加了老年性哮喘的危险性和猝死率，尤其是对那些同时合并冠状动脉粥样硬

　　胆碱能受体阻滞剂可阻断节后迷走神经传出支，通过降低内源性迷走神经张力而舒张气道平滑肌，也可通过阻断吸入刺激物引起的反射性支气管收缩，抑制腺体分泌。对老年性哮喘特别是合并慢性支气管炎、慢性阻塞性肺疾病的疗效优于 β_2 受体激动剂。该药与 β_2 受体激动剂联合吸入（如复方异丙托溴铵气雾剂）可使支气管舒张作用增强且持久，该药与茶碱类药物联合也可增强平喘作用，同时可以防治 β 受体阻断剂诱发的哮喘。气雾吸入的药物有溴化异丙托品、溴化氧丙托品等，其不良反应轻、起效快、疗效维持时间长的优点，对哮喘患者较为适用，为目前推荐使用的药物。

化性心脏病、心律失常的哮喘病患者更为不利。根据以上情况，目前对于老年性哮喘应主张通过氧驱动雾化吸入速效 β_2 受体激动剂且提倡按需给药，即当哮喘发作时开始吸入，由于吸入的 β_2 受体激动剂可直接作用于气道平滑肌 β_2 受体，因此局部药物浓度高，可迅速解除平滑肌痉挛，而全身不良反应较轻，特别适合老年性哮喘患者，所以氧驱动雾化吸入速效 β_2 受体激动剂已广泛应用于包括老年性哮喘在内的哮喘急性发作期。

哮喘患者发作开始时应怎样立即行动

　　在各种诱发因素的作用下，即使很认真地使用各种哮喘防治药物，哮喘也可能发作。有时仅仅吸入几次缓解剂就可以使症状得到缓解，但有时症状持续较严重，这时应该懂得哮喘发作时需要自行采取的行动。首先远离诱发哮喘发作的因素，按医生制订的计划立即吸入快速缓解药物。保持镇静和放松，采取坐位，不要躺下，手放在膝盖上，尽量慢慢地呼吸，静坐观察10分钟，如症状消失，可恢复原来的工作。如效果不佳，应立即寻求医疗帮助或去医院急诊。在见到医生之前，每隔20分钟吸入一次缓解剂（最多3次），根据医生原来制订的计划，必要时使用糖皮质激素口服制剂。

如果应用快速缓解药物后，作用持续时间短或完全不能缓解病情，呼吸仍急促、困难，说话困难，嘴唇和指甲变灰或青紫。患者

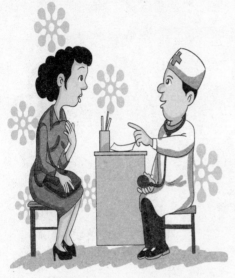

呼吸时鼻孔张大，呼吸时肋间和颈部周围皮肤内陷，心跳或脉搏非常快，或走路困难时，都应视为哮喘的危险征象。如不进行及时处理，有发生危及生命的哮喘不良事件的可能，必须立即寻求医疗帮助。

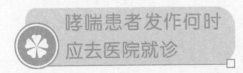

哮喘患者发作何时应去医院就诊

哮喘发病特点是反反复复，患者常常为不得不频繁地上医院而苦

恼。事实上，这类疾病需要长期治疗，其治疗目的是预防发作和减轻发作症状。控制良好的患者往往能较好地把握分寸，何时用何种药，

何时应该去医院。

所谓控制良好是尽量减少或消除严重发作,包括减少到急诊室就诊的次数。一般患者出现以下几种情况,应当立即到医院急诊:①以往从未有过喘息症状的首次发作者,不可贸然用药,需由医生作出正确的诊断,并指导用药;②对疾病已有一定的了解,懂得急性发作时的处理方法,但是单次吸入药物后数十分钟内,自觉症状毫无缓解者,此时千万不可随意加量,应上医院就诊;③在家中自行用药,单次吸药后症状缓解,但间隔不到4小时症状再次加重者,也应当去医院治疗。

这里所指的吸入药物,以定量气雾剂为代表。强调与储雾罐配合使用,有助于减少药物在全身的吸收,更安全也更有效。盲目过量地使用平喘药物,将导致心率加快、震颤等不良反应,加重病情,甚至造成生命危险。

 家庭中应怎样防螨

螨的体积很小,人肉眼根本看不到。尘螨一般寄生在地板(特别是地毯)、床垫、床上用品如枕

头,有时还有衣物;另外,空调的过滤网也容易滋生和藏匿尘螨。除螨时,床、地毯、家具和空调是4个最重要的地方。对尘螨过敏的儿童来说,家里保持良好的卫生环境是非常重要的,将室内尘螨数量降至最低,过敏反应大为减轻,用

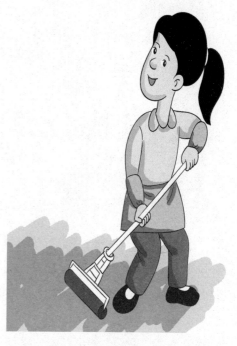

药量也会减少。卧室是家庭生活的重要场所,同时也是尘螨最大的寄生地点。首先避免使用旧的棉花被(垫),床垫、枕头及被褥可用防螨材料包裹起来,这样不仅使内部的尘螨无法穿透隔离材料,无法以人类的皮屑为食,同时外界的尘螨也无法再进入床垫、枕头及被褥中

进行繁殖，从而达到控制尘螨的目的。其次，将相对湿度控制在50％以下是控制螨及其过敏原水平最常用的方法，因为周围相对湿度是影响螨流行的最关键因素。此外，用热水洗织物和床上用品床单、枕套、毛毯、床垫套，每周用等于或高于55℃热水洗一次，可杀死螨和去掉绝大多数螨过敏原。用温水或冷水清洗不能杀死绝大多数螨，但是可去除绝大多数过敏原，因为绝大多数过敏原是水溶性的。有尘螨过敏患者的家庭，需要经常用高性能的吸尘器，并及时更换吸尘器的袋。吸尘器的袋应是双层或高性能的空气过滤器，或中央真空吸尘器末端通向户外，以避免在吸尘过程中过敏原形成气雾，造成二次污染。目前市场上供应的防螨空气清洁剂对疾病的预防并不能起到显著的效果。

 ## 哮喘患者旅游时需注意些什么

哮喘患者在旅游时要注意以下几点，以防疾病发作。

（1）旅游前应到医院做一次体检，了解身体状况能否适应旅游：如患者病情处于不稳定期，离不开平喘药的使用，应放弃旅游。旅游时最好有人陪同，并带病历和平时哮喘用药、急性发作时的急救药，以防万一。

（2）做好环境过敏原暴露的预防工作：春秋时节是旅游的黄金季节，一般而言，旅游目的地多为花木繁多之处，空气中的花粉种类较多，浓度高，对哮喘患者而言，诱发哮喘的发作可能性增加。采取有效的预防措施是必需的。对有花粉症的患者，在旅游时尽量减少或避免森林游或参观植物园等活动，或在活动前事先用些抗过敏的药物作为预防。

（3）要量力而行，不能乐而忘返，造成过度疲劳：每日活动时间不要超过6小时，睡眠休息时间不少于10小时。时间和日程安排宜松不宜紧，路途宜短不宜长，活动强度宜小不宜大。

（4）要注意穿戴适宜，注意饮食保健：外出旅游时，各地的气候条件有所不同，冷热变化较大，且旅游活动时活动强度相对较大，机体容易或热或凉。要带足衣服，并根据情况及时增减。同时在饮食中避免一切可疑的致敏食物，对一些以往没有吃过的食物宜少吃或不吃为好。

 怎样进行呼吸锻炼

可通过简单易行的呼吸保健操进行呼吸锻炼。呼吸保健操的内容如下：

第一节，预备运动：原地踏步，两手拍掌。

第二节，擦鼻运动：身体直立，两脚与肩同宽，两手示指在鼻两侧迎香穴上下按擦，第四拍时沿鼻经眉尖擦过太阳穴向两颊往下擦面部，反复进行。

第三节，颈部运动：立姿同上，两手叉腰，颈部向前低、向后仰各2次；左右各转动2次。反复进行。

第四节，扩胸运动：立姿同上，两臂下垂，双手半握拳，拳心向内；两臂向前平伸，拳心向下；两臂胸前平屈，拳心向下，向后敲2次；然后，两臂向两侧展平，用力向后

敲2次。接着放下两臂。

第五节，腹式呼吸运动：立姿同上，双手放在腹部，随吸气两手外展，呼气时两手向下按压腹部，使腹部内凹。

第六节，转体运动：立姿同上，先向右转体，同时两臂侧平举（吸气）后回正，在胸前交叉（呼气）；再向左转体，同时两臂侧平举（吸气）后回正，在胸前交叉（呼气）。

第七节，模仿游泳运动：立姿同上，两手手心向上，夹在腰间两侧，先吸气；后上体前倾90°，同时两臂向前伸，拳心向下，低头吐气。

第八节，深呼吸运动：立姿同上，两臂下垂，抬头挺胸，同时两臂举向斜上方，用鼻做深而慢的吸气，两臂随上身前屈，逐渐下伸，将手伸向脚部，同时将气呼出，两臂伸直。

第九节，跳跃运动：两脚原地跳，两手随音乐轻拍胸部。

第十节，放松运动：1～4拍两臂侧平举，5～8拍上体前倾，两臂在身体前左右交叉放松摆动。

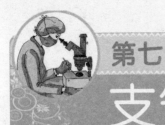

第七节
支气管扩张

🍀 什么是支气管扩张

支气管扩张是由于慢性气道损伤引起支气管管壁肌肉和弹力支撑组织破坏所导致的一支或多支支气管不可逆性扩张。支气管扩张可局限于一个肺段或肺叶，也可弥漫性分布累及一侧肺或双侧肺的多个肺叶。本病多见于儿童和青少年。

支气管扩张并非一种独立的疾病，多种直接或间接影响支气管壁防御功能的疾病均可导致支气管扩张。因此，支气管扩张的病因较多。

（1）肺及支气管感染：严重的支气管感染和肺感染，如支气管肺炎、肺脓肿、肺结核等，特别是侵入管壁深层的化脓感染和肺组织的慢性炎症，造成支气管壁的破坏，及其附近肺组织纤维增生。管壁由于破坏失去弹性，可逐渐形成支气管扩张；肺部纤维收缩或胸膜粘连时，支气管亦可被牵拉而扩张。

（2）支气管阻塞：由于炎症、肉芽组织、肿瘤、肿大的淋巴结、异物、分泌物等，可压迫或部分阻塞支气管，引起通气及引流不畅，远端支气管的内压增加及继发感染，促使管壁破坏和扩张。完全阻塞除可引起继发感染外，又可造成肺不张，使胸腔内负压增加，支气管受病肺的牵引而引起支气管扩张。感染与阻塞可互为影响，促使支气管扩张的发生和发展。

（3）先天因素：黏液-纤毛功能障碍、α-抗胰蛋白酶缺乏、囊性纤维化、肺隔离症等。

多数患者有呼吸道感染反复发作，最后出现慢性咳嗽和咳痰。早期症状较轻，随病情进展和合并感染，咳嗽加重和痰量增多，在体位改变时出现和增剧，常于早上起床或晚上躺下时咳嗽加剧及痰量较多。每日痰量可多达数百毫升，呈黄绿色。典型的痰液放置后常分三层：上层是泡沫样黏液，中层为较清黏液，下层为脓液及细胞碎屑。如伴有厌氧菌感染，则痰有恶臭。感染加重而又引流不畅时，反可出现痰量减少，但全身中毒症状如发热、胸闷、消瘦等加重。咳痰通畅时，全身症状可减轻。

大多数患者伴有间歇性咯血，常因支气管内的肉芽组织或血管瘤破裂所致，可见痰中带血丝或大量咯血。

支气管扩张常与哪些疾病鉴别诊断

（1）慢性支气管炎：多发生于中老年吸烟患者，咳嗽、咳痰症状以冬春季为主，多为白色泡沫样黏痰，痰量较少，罕见反复咯血史，影像学检查对诊断有很大帮助。

（2）肺脓肿：起病急，有高热、寒战、咳嗽、大量脓臭痰。急性肺脓肿经有效抗生素治疗后炎症可很快吸收。X线检查可见局部浓密炎症阴影或其中有空腔液平面可帮助诊断。必要时可行支气管造影以确诊。

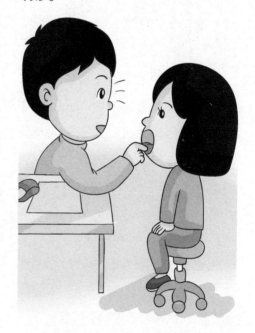

（3）肺结核：常有低热、盗汗等结核中毒症状，一般无大量脓痰及反复肺部感染。X线胸片及痰结核菌检查可作出诊断。

（4）先天性肺囊肿：合并感染时可有发热、咳嗽、咳痰及反复咯血，X线检查可见多个壁薄、光滑的圆形或卵圆形阴影，有时可有液平。胸部CT检查和支气管造影可作出诊断。

（5）支气管肺癌：干性支气管扩张以咯血为主，有时易误诊为肺癌。但肺癌多发生于40岁以上男性，胸部X线检查、支气管镜检和痰细胞学检查可作出诊断。

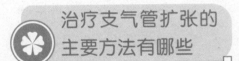

治疗支气管扩张的主要方法有哪些

（1）控制感染：控制感染是急性感染期的主要治疗措施，应根据临床表现和痰培养结果，选用有效抗生素。症状轻者常用阿莫西林或用第一、第二代头孢菌素。喹诺酮类药物和磺胺类药物也有一定疗效。重症患者常静脉给药，如头孢他啶、头孢吡肟和亚胺培南等。如有厌氧菌混合感染，加用甲硝唑、替硝唑或克林霉素。

（2）保持呼吸道通畅

①祛痰剂：溴己新8～16毫克或盐酸氨溴索30毫克，每日3次，口服。

②支气管舒张药：支气管痉挛时，用β$_2$受体激动药或异丙托溴铵喷雾吸入，或口服氨茶碱及其缓释制剂。

③体位引流：体位引流有时较抗生素治疗更为重要，应根据病变部位采取相应体位进行引流。

④纤维支气管镜吸痰：如体位引流排痰效果不理想，可经纤维支气管镜吸痰及用生理盐水冲洗痰液，也可局部注入抗生素。

（3）手术治疗：如经内科治疗后仍有反复大量咯血或急性感染发作，病变范围不超过两叶肺且全身情况较好者，可考虑手术切除病变肺段或肺叶。

（4）积极处理咯血，预防窒息。

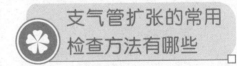

支气管扩张的常用检查方法有哪些

（1）痰涂片或细菌培养：可发现致病菌，继发急性感染时白细胞计数和中性粒细胞可增多。

（2）胸部X线检查：可见下肺纹理增多或增粗，典型者可见多个不规则的蜂窝状透亮阴影或沿支气管的卷发状阴影，感染时阴影内可有液平面。

（3）CT检查：显示管壁增厚的柱状扩张和成串成簇的囊样改变。

（4）纤维支气管镜检查：有助于鉴别肿瘤、管腔内异物或其他阻塞性因素引起的支气管扩张，还可进行局部灌洗、活体组织等检查。

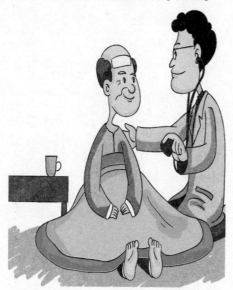

（5）支气管造影：曾是诊断支气管扩张的主要依据，但高分辨CT现已基本取代支气管造影，可确定病变部位、性质、范围、严重程度，为治疗或手术切除提供重要参考依据。

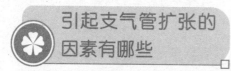

引起支气管扩张的因素有哪些

（1）支气管扩张多继发于慢性支气管炎、麻疹和百日咳后的支气管肺炎、肺结核以及异物吸入、肿瘤等。由于呼吸道的反复感染引起支气管管壁的慢性化脓性炎症，损坏了支气管壁的各层组织，包括平滑肌、胶原纤维、弹力纤维和软骨等支气管壁的重要支撑结构，同时，支气管周围肺组织的慢性炎症

专家提醒

怎样预防支气管扩张？

①戒烟：避免吸入刺激性气体。

②控制继发感染：彻底治疗呼吸道疾病，如小儿麻疹、百日咳、支气管肺炎等，在幼年时期积极防治麻疹、百日咳、支气管肺炎等疾病，并做好传染病的预防接种。以防止支气管腔受损而发展成为支气管扩张症。

③增强体质：提高抗病能力，坚持参加适当的体育锻炼，如跑步、散步、打太极拳等，有助于预防本病的发作。

④预防上呼吸道感染：积极根治鼻炎、咽喉炎、慢性扁桃体炎等上呼吸道感染，对防治本病有重要意义。

和纤维化牵拉管壁，以及咳嗽和吸气时管腔内压力增高及胸腔负压的吸引等因素，导致支气管异常持久扩张。

（2）先天发育缺损和遗传因素。支气管平滑肌软骨和弹力纤维发育不全，管壁结构薄弱和弹性较差，软骨发育不全或弹性纤维不足，支气管黏液腺分泌大量黏液，引起阻塞性肺不张和继发感染，导致支气管扩张。

（3）机体免疫功能失调，免疫缺陷，如低丙种球蛋白血症诱发反复呼吸道感染，可引起支气管扩张。

体位引流的注意事项有哪些

体位引流的注意事项有：

（1）首先应给予祛痰剂，使痰液变稀薄容易咳出，以减轻支气管感染和全身毒性反应。

（2）指导患者根据病变的部位使患侧向上，开口向下，做深呼吸、咳嗽，并辅助拍背，使分泌物在气管内震荡，借助重力作用排出体外，必要时还可以进行雾化吸入，效果更好。

（3）患者作体位引流应在空腹时，每日可作2~4次，每次15~20分钟。作引流时要观察患者的呼吸、脉搏等变化，如有呼吸困难、心慌、出冷汗等症状时应停止引流，给予半卧位或平卧位吸氧。

（4）引流完毕应协助患者清洁口腔分泌物。

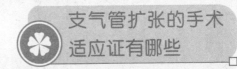

支气管扩张的手术适应证有哪些

支气管扩张的手术适应证有：

（1）病变局限，有明显症状，或肺部反复感染，这是主要的适应证，可以彻底切除病变肺组织，取得良好效果。

（2）双侧均有病变，一侧严重，对侧很轻，症状主要来自病重一侧的，可以切除该侧，术后如对侧病变仍有症状可药物治疗。

（3）双侧都有局限较重病变，如有大咯血等症状，先切除重的一侧，此后如对侧病变稳定，观察及内科治疗，如病变进展，再切除。

（4）大咯血的急症切除。现有支气管动脉栓塞术，大部分可先用此法止血后改为择期手术。原来有支气管造影，病变明确的，在目前的技术水平下，咯血急症切除也可以进行。如原无支气管造影，病变部位及范围不明，则手术很困难。

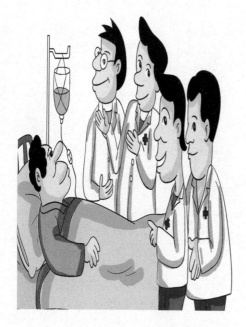

（5）双侧有大范围病变，患者一般情况及肺功能不断恶化，内科治疗无效，估计存活时间不超过1～2年，年龄又在55岁以下的，可以考虑双侧肺移植手术。

支气管扩张患者咯血时该怎么治疗

支气管扩张患者咯血时应注意并进行如下治疗：

（1）密切观察病情变化。小量咯血时嘱患者安静休息，做好精神护理，解除紧张，心理状态，可以加用小量镇静剂。

（2）大量咯血时要安慰患者，保持镇静，配合医护人员积极治疗，防止窒息：

①首先要准备好抢救物品和药品，如吸引器、吸痰管、氧气、气管切开治疗包、止血剂等。②采取患侧卧位，头偏向一侧，尽量把血咯出，保持气道通畅，必要时可用吸痰管吸引。③迅速建立静脉通路，给予垂体后叶素静脉滴入，可使全身小动脉收缩，回心血流减少，肺循环减少，制止肺的出血。④静脉输入垂体后叶素应调好输入速度，观察血压的变化，速度过快易发生恶心、呕吐、血压升高、心率增快等，因此高血压、冠心病患者禁用。⑤如果大咯血骤然停止，患者面色发青，神志呆板，应考虑有窒息的可能，必须立即将患者置于头低脚高位，拍背、用粗吸引管吸出气管内血块，必要时进行气管插管或气管切开吸引，解除梗阻。⑥同时给予输血、补液等抗休克治疗。

专家提醒

对于反复咯血不止，经内科治疗无效的患者，应采取出血部位血管栓塞的办法，可以挽救大咯血不止的危重患者。其方法是在X线下，经股动脉处插入导管，经腹主动脉、主动脉至支气管动脉，注入造影剂，确定出血部位，然后将剪碎的明胶海绵顺导管填到出血部位的上方，即可止血。这一方法的效果很好，术后患者需卧床休息，给予抗感染治疗，加强营养，继续观察有无咯血情况。

支气管扩张患者需要做支气管镜检查吗

诊断支气管扩张一般不需要行纤维支气管镜检查，但下列几种情况要查：

（1）为除外异物堵塞所致的支气管扩张，年老、体弱、小孩、精神患者、麻醉及用安眠药沉睡的人等可能吞进异物而不自觉，异物长期存留堵塞支气管可致支气管扩

张，取出后或能恢复。

（2）了解有无支气管内肿物存在。肺癌发病较快，在不长时间中发生阻塞性肺炎或肺不张，良性肿瘤、息肉因生长缓慢，可能长期堵塞导致扩张。

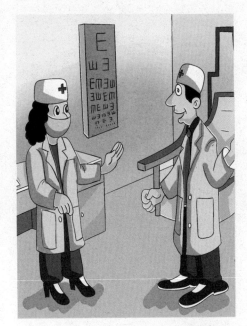

（3）脓痰很多，体位引流及药物治疗效果不好的，纤支镜检查可了解脓痰来源，明确病变部位，确定合适的体位引流位置，并通过吸痰及注入药物（抗生素，支气管扩张剂如麻黄素等），使患者尽快好转，便于手术。

（4）大咯血需进行支气管动脉栓塞术的出血部位的血管，咯血量太大的栓塞前检查有危险，可在栓

塞毕立即检查，此时支气管还残留血迹，可核实栓塞部位是否合适。

（5）如果支气管造影不满意，纤支镜检查可发现为造影技术问题或其他原因，如痰、肿物、肉芽堵塞或开口有瘢痕形成等，必要时随行该支的选择性造影（从纤支镜的活检孔中注造影剂）。

（6）支扩术后再咯血或又有较多脓痰，检查支气管残端有无肉芽、溃疡等，并了解出血来源，为进一步治疗提供材料。

（7）怀疑有某种特异性感染如真菌，可通过纤支镜取支气管远端分泌物检查，从而不受呼吸道分泌物的污染。

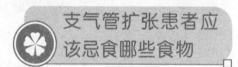

支气管扩张患者应该忌食哪些食物

支气管扩张患者应当忌食下列食物：

（1）狗肉：狗肉性温，有补中益气、温肾助阳的作用，对痰热蕴肺或肺有燥热的支气管扩张之人来说，食之助热上火，故当忌之。

（2）羊肉：羊肉为温补性食物，《金匮要略》中强调："有宿热者不可食之。"《医学入门》也认为"素有痰火者"不宜食用。所以，支气管扩张者肺经多有伏火，痰热内涵，故当忌之。

（3）鸡肉：鸡肉性温之物，能益气补虚，但凡实证或邪毒未清者不宜食。故内有宿热，痰热未清的支气管扩张患者当忌食。

（4）龙眼：龙眼肉为甘温果品，功在补气血，益心脾。支气管扩张者属肺有火热，当忌食。

（5）荔枝：荔枝性温，味甘酸，多食易助热上火，切忌食之。

（6）生姜：生姜辛温调味食品，寒证则宜，热证则忌。

（7）胡椒：胡椒辛热食品，尤其助火伤阴。《海药本草》中说："不宜多服，损肺。"

（8）杏子：杏子性质温热，易上火助痰。

（9）石榴：石榴性温，味酸甘。《随息居饮食谱》中指出："多食损肺，助火生痰，最不益人。"

（10）胡桃：胡桃肉性温，能温肺，益命门。《中药大辞典》认为："有痰火积热或阴虚火旺者忌服。"

（11）小茴香：小茴香性温味辛，为五香调味品，能温热散寒，

支气管扩张患者如何进行食疗

支气管扩张患者，适宜服食"肺热型咳嗽"和"肺燥型咳嗽"中所说的食品，诸如梨、罗汉果、柿、枇杷、无花果、荸荠、萝卜、冬瓜、丝瓜、薄荷、胖大海、海蜇、白菊花、金银花、百合、甘蔗、豆浆、豆腐、蜂蜜、饴糖、白木耳、柿霜、北沙参、海松子、花生、柑、橙、芹菜、茭白、蕹菜、菊花脑、菠菜、莴苣、茼蒿、枸杞子、马兰头、藕、地瓜、黄瓜、绿豆芽、田螺、螺蛳、香蕉、苦瓜、西红柿、竹笋、瓠子、菜瓜、海带等食品。

热证火证，概不宜食。

此外，支气管扩张患者还应忌吃海马、海龙、公鸡、鹅肉、猪头肉、山楂、桃子、樱桃、洋葱、香椿头、辣椒、花椒、茴香、丁香、砂仁、黄芪、冬虫夏草、紫河车、肉苁蓉、鹿肉、大蒜、韭菜、盖菜等。

支气管扩张患者饮食治疗方法有：

（1）桑枝15克，地骨皮、桑白皮、麦冬各9克，水煎服。有清肺、养阴、止咳、化痰的作用。适用于肺虚干咳的患者。

（2）冬瓜子15克煎服，亦可配伍桃仁9克，薏仁米15克，鱼腥草30克等同煎。具有清热、化痰的作用。适用于痰热咳嗽的患者。

（3）白木耳9克，百合、北沙参各12克，冰糖适量，水煎或放碗内隔水蒸。具有润肺、止咳功效。适用于肺阴不足、干咳咯血的患者。

（4）百合150克，糖适量，水煎饮服。有润肺止咳的作用。适用于肺热咳嗽。

（5）鲜藕250克，侧柏叶100克捣汁，冷开水冲服。有凉血止血的作用，适用于咯血患者。

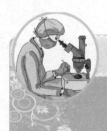

第八节

尘 肺

 什么是硅尘肺

硅尘肺是在生产环境中长期吸入大量含游离二氧化硅（SiO_2）粉尘微粒所引起的以肺纤维化为主要病变的全身性疾病。游离二氧化硅主要存在于石英中，石英成分中二氧化硅占97％～99％。约有70％矿石中均含有较多的二氧化硅。长期从事开矿、采石作业、坑道作业以及在硅粉厂、玻璃厂、耐火材料厂、陶瓷厂和搪瓷厂生产作业的工人易患本病。硅尘肺是危害最严重的一种职业病，其特点是发展缓慢，即使在脱离硅尘作业后，病变仍然继续缓慢发展。患者多在接触硅尘10～15年后才发病。若因吸入高浓度、高游离二氧化硅含量的硅尘，

经1～2年后发病者，称为速发型。硅尘肺的早期即有肺功能损害，但因肺的代偿能力很强，患者往往无症状，随着病变的发展，尤其是合并肺结核和肺源性心脏病时，则逐渐出现不同程度的呼吸困难和心功能不全。

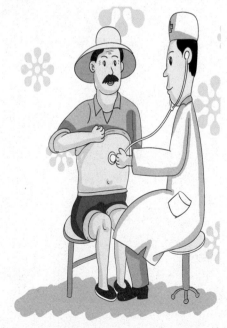

硅尘肺的临床表现有哪些

（1）症状：一般在早期患者可无症状或症状不明显，随着病变发展，症状增多。由于硅尘吸入刺激呼吸道引起反射性咳嗽，但咳嗽的程度和痰量的多少与呼吸道感染密切相关，而与硅尘肺病变程度并不一致。少数患者可有血痰。若有反复大咯血，应考虑合并肺结核或支气管扩张。早期常感前胸中上部与呼吸体位及劳动无关的针刺样疼痛，常在气候多变时发生。胸闷和气急的程度与病变范围及性质有关。病变广泛且进展快，则气急明显，并进行性加重。患者可有头昏、乏力、失眠、心悸、食欲减退等症状。

（2）体征：早期硅尘肺可无异常体征。三期硅尘肺由于大块纤维化使肺组织收缩，导致气管移位和叩诊呈浊音。若并发慢性支气管炎、肺气肿和肺源性心脏病，可有相应体征。

X线表现如何分期

（1）Ⅰ期硅尘肺：硅结节主要局限在淋巴系统。肺组织中硅结节数量较少，直径一般为1～3毫米，主要分布在两肺中下叶近肺门处。X线检查，肺野内可见一定数量的类圆形或不规则形小阴影，其分布范围不少于两个肺区。胸膜上可有硅结节形成，但胸膜增厚不明显。

（2）Ⅱ期硅尘肺：硅结节数量增多、体积增大，可散于全肺，但仍以肺门周围中下肺叶较密集，总的病变范围不超过全肺的1/3。X线表现为肺野内有较多直径不超过1厘米的小阴影，分布范围不少于4个肺区。

（3）Ⅲ期硅尘肺（重症硅尘肺）：硅结节密集融合成块。X线表现有大阴影出现，其长径≥2厘米，宽径≥1厘米。团块状结节的中央可有硅尘肺空洞形成。结节之间的肺组织常有明显的灶周肺气肿，有时肺表面还能见到肺大疱。

治疗硅尘肺有哪些注意事项

（1）有气道阻塞的患者，按慢性气道阻塞治疗。

（2）硅尘肺结核是一种常见而严重的并发症，尤其在复杂性、速发性和急性硅尘肺时，硅沉着病患者有明显的结素反应，但无活动性临床症状、细菌学或X线征象，应用异烟肼做预防性治疗。硅尘肺患者在应用肾上腺皮质激素时，亦应用异烟肼预防性治疗。使用利福平、异烟肼、链霉素和乙胺丁醇（或吡嗪酰胺）四种药联合治疗9个月，对硅尘肺结核有十分显著的疗效。

（3）当预防失败以及硅尘肺已经发生时，应采取综合性措施，一方面加强营养和妥善的康复锻炼，另一方面积极预防呼吸道感染和并发症的发生。

（4）由于硅尘肺久治难愈，导致硅尘肺患者往往存在一些心理问题，容易产生悲观失望心理，对疾病的康复失去信心，心理治疗也是必要的。另外戒烟无疑是重要的和必须加以鼓励的治疗措施。

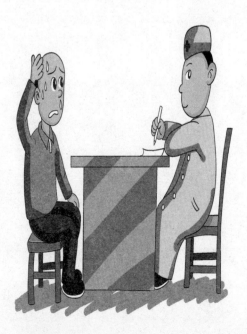

什么是石棉肺

石棉肺是因长期吸入石棉粉尘引起的以肺间质纤维化和胸膜肥厚为主要病变的疾病。石棉是一种天然的矿物结晶，其化学成分是含有铁、镁、铝、钙、镍等元素的硅酸盐复合物。石棉纤维具有耐酸碱、隔热、绝缘等特性，在工业上用途很广。石棉矿的开采工、选矿工、运输工，石棉加工厂的分类工、弹棉工，石棉制品的绝缘、隔热材料制品工等都可因长期吸入石棉粉尘而发生职业性石棉肺。发病工龄一

呼吸病自助防治方案

般在10年左右。临床上，患者主要出现慢性支气管炎、肺气肿的症状，如咳嗽、咳痰、气急、胸胀痛等，晚期出现肺功能障碍和肺源性心脏病的症状和体征，患者痰内可检见石棉小体。

患者一般表现为进行性活动性呼吸困难和运动耐力下降。气道疾病的症状（咳嗽、咳痰和喘鸣）并不常见，但可出现于大量吸烟的慢性支气管炎患者中。

石棉肺应进行哪些辅助检查

（1）X线胸片：弥漫性分布不规则或线形的小致密阴影，尤其在下肺野为主。有时X线只显示极小的改变，且易与其他疾病的类似表现相混淆。可见弥漫性或局限性胸膜增厚，伴或不伴肺实质疾病。5%～12%患者停止接触后，1～5年内病情继续进展。

（2）实验室检查：痰液或支气管肺泡灌洗液中可查到石棉小体，为石棉接触史的证据。血清类风湿因子阳性，抗核抗体阳性，胸腔积液为无菌浆液性或浆液血性渗出液。

（3）肺功能：石棉肺肺功能改变为典型的肺容量减少和弥散功能受损，气体交换异常。

治疗石棉肺有哪些注意事项

（1）石棉肺可以预防，主要是通过有效抑制工作环境中的粉尘。显著减少石棉的接触能降低石棉肺的发生率，进一步的工业卫生发展可从根本上消灭本病。

（2）石棉属于促癌物质，石棉肺合并肺癌者可高达12%～17%，且多发于下叶。吸烟的石棉工人患肺癌的危险性比不吸烟人群高。

（3）石棉肺合并恶性胸膜间皮瘤者也相当多见。从接触石棉粉尘到发现恶性间皮瘤的期限较长，平均42年。

（4）石棉肺合并肺结核的发生率约10%，远低于硅沉着病，而且多数病情较轻。

（5）石棉肺易合并呼吸道感染、自发性肺气肿。晚期常并发肺源性心脏病和呼吸衰竭。

呼吸病自助防治方案

什么是煤工肺

煤工肺也称为煤肺尘埃沉着症、煤工肺尘埃沉着症，包括吸入纯煤粉尘所致的煤工肺，吸入硅尘所致的硅沉着病，以及吸入煤尘、硅尘等混合性粉尘所引起的煤硅沉着病。本病高发于矿区，据我国20个煤矿普查，其发病率为5%～10%。三十余年来，煤工肺引起公共卫生和临床医师的重视，由于煤工肺一旦发生，即使脱离接触

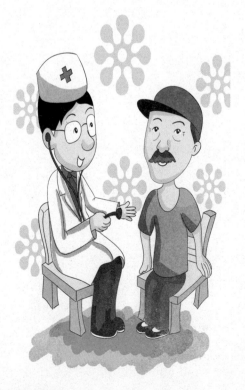

粉尘，仍可缓慢进展，故至今仍然是一种严重的职业病。

煤工肺早期常无症状，合并支气管炎或肺部感染才会出现相应症状，如轻微干咳，但煤工中慢性支气管炎发病率较高，合并肺部感染时咳嗽加重，伴咳脓痰，有不同程度的胸闷、胸痛，表现为隐痛或针刺样痛。劳累时气急，并随病情进展而加重。多数煤工肺患者甚至到II期、III期也无阳性体征，少数患者两肺呼吸音粗糙或减弱，可闻及肺底啰音，偶有发绀和杵状指。

煤工肺如何治疗

由于煤工肺尘埃沉着症进展性炎性反应和纤维化进程是不可逆转的，在西方认为是不可治疗的，在我国已对煤工肺尘埃沉着症的治疗药物和临床治疗方法进行了大量的研究。包括皮脂类固醇、枸橼酸铝、克硅平、汉防己甲素和全肺灌洗等治疗。

（1）一经确诊为煤工肺，立即脱离工作岗位，进行治疗，目前氟碳全肺灌洗法被认为是最有价值的方法，使用大量氟碳液体进行全肺

灌洗，清除肺泡中的煤尘，控制或减慢煤工肺的进展。

（2）免疫抑制剂治疗，在全肺灌洗的基础上应用糖皮质激素、环磷酰胺、环孢素等药物治疗，可能是治疗煤工肺的有效方法。

金属粉尘是指较长时间悬浮在空气中的金属及其化合物的微小固体颗粒，又称金属气溶胶。在金属冶炼、加工、研磨、制造和使用过程中，以及某些特殊金属矿产的

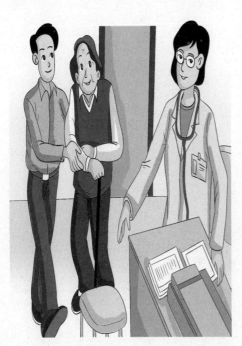

开采和粉碎加工过程中，常有大量的金属粉尘产生。目前认为职业性接触的金属粉尘有铝、铍、锡、铁、锑、钡、铜、钴、镍、钛等30多种，其中有近20多种粉尘可造成职业危害。研究表明有些金属粉尘以中毒表现为主，工人长期吸入这类金属及其化合物的粉尘、烟或蒸气，引起中毒症状，如铅、锰粉尘所致的铅中毒、锰中毒。有些则在肺内长期沉积，并引起肺组织不同程度纤维组织增生性改变，称为金属粉尘肺；如金属铝及其氧化物，电焊烟尘引起的铝肺尘埃沉着症、电焊工肺尘埃沉着症等。另外，有些金属粉尘致肺纤维能力很弱（或无明显的致纤维化作用）被称为"惰性粉尘"或厌恶性粉尘，其引起肺部改变称为金属粉尘沉着肺，有人称为"良性肺尘埃沉着症"，如锡肺尘埃沉着症、锑末沉着症、铁末沉着症等。

 金属粉尘肺的临床表现有哪些

（1）铅中毒常有腹痛腹胀、

恶心、脐周压痛，其次是头晕、乏力、睡眠障碍等神经衰弱综合征。

（2）锰中毒主要表现为头昏、头痛、乏力、失眠、多梦、记忆力减退，焦虑、情感淡漠或冲动，易激动，不自主哭笑；双下肢沉重感，肌肉疼痛，夜间腓肠肌痉挛。查体可见肌张力增高，双上肢震颤，眼睑震颤，舌震颤、下颌震颤、唇震颤，行走困难，步态缓慢，前冲步态，腱反射亢进。

金属粉尘肺X线检查与治疗

铅锰中毒胸片一般正常，惰性粉尘所致肺疾病表现为密度增高、边缘清晰的小圆形阴影为主的X线征象，停止接触粉尘后一定时间，肺部X线阴影可自行消退。

（1）惰性粉尘所致金属粉尘肺疾病临床症状轻，无须特殊治疗。

（2）铅锰中毒须驱铅、驱锰治疗。

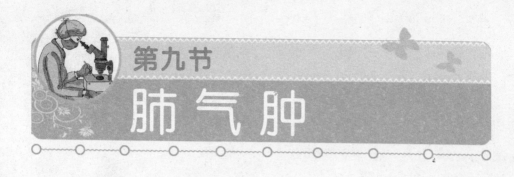

第九节
肺气肿

 什么是肺气肿

肺气肿是指终末细支气管（呼吸性细支气管、肺泡管、肺泡囊和肺泡）的气道弹性减退，过度膨胀、充气和肺容积增大并同时伴有气道壁破坏但无明显肺纤维化的病理状态。临床常见阻塞性肺气肿是慢性支气管炎常见的并发症，主要原因是吸烟、大气污染、反复感染、职业粉尘和有害气体的长期吸入。

肺气肿与慢性支气管炎、慢性阻塞性肺疾病有所区别。

慢性支气管炎是指支气管黏膜及其周围组织的慢性非特异性炎性疾病。临床表现为患者每年咳嗽、咳痰持续时间3个月，连续两年或更长，并可除外其他已知原因的慢性咳嗽，可以诊断为慢性支气管炎。慢性阻塞性肺疾病是一种具有气流受限特征的疾病，气流受限不完全可逆、呈进行性发展。与肺部对有害颗粒或有害气体的异常炎性反应

专家提醒

呼吸道感染是肺气肿加重的主要原因和诱因，呼吸道感染常于冬季寒冷季节特别是气候突然变化时发生，寒冷空气刺激呼吸道，除减弱呼吸道黏膜的防御功能外，还能通过反射引起支气管平滑肌收缩、黏膜血液循环障碍和分泌物排出困难等，有利于继发感染。因此，肺气肿患者常于冬季病情加重。

有关。慢性阻塞性肺疾病与慢性支气管炎、肺气肿密切相关。当慢性支气管炎或（和）肺气肿患者肺功能检查出现气流受限并且不能完全可逆时，则诊断为慢性阻塞性肺疾病。如患者只有慢性支气管炎或（和）肺气肿，而无气流受限，则不能诊断为慢性阻塞性肺疾病，而应视为慢性阻塞性肺疾病的高危期。

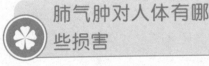

肺气肿对人体有哪些损害

慢性支气管炎合并肺气肿时，可引起一系列病理生理改变。早期病变局限于细小气道，仅闭合容积增大，反映肺组织弹性阻力及小气道阻力的动态肺顺应性降低。病变侵及大气道，肺通气功能明显障碍，最大通气量降低。随病情发展，肺组织弹性日益减退，肺泡持续扩大，回缩障碍，则残气量及残气量占肺总量的比值增加。肺气肿日益加重，大量肺泡周围的毛细血管受肺泡膨胀的挤压而退化，致使肺毛细血管大量减少，肺泡间的血流量减少，此时肺泡虽有通气，但肺泡壁无血液灌流，导致生理无效

腔气量增加；也有部分肺区虽有血液灌流，但肺泡通气不足，不能参与气体交换。如此，肺泡及毛细血管大量丧失，弥散面积减少，产生

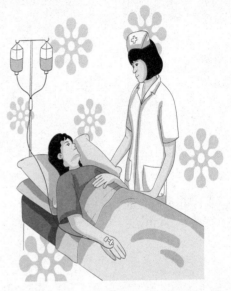

通气与血流比例失调，使换气功能发生障碍。通气和换气功能障碍可引起缺氧和二氧化碳潴留，发生不同程度的低氧血症和高碳酸血症，最终出现呼吸功能衰竭。临床表现为在原有慢性支气管炎的咳嗽、咳痰的基础上出现逐渐加重的呼吸困难。

肺气肿与哮喘如何鉴别

肺气肿多由于反复支气管炎、长期大量吸烟引起，多于中年后起

呼·吸·病·自·助·防·治·方·案

病，哮喘则多在儿童或青少年期起病；肺气肿症状缓慢进展，逐渐加重，哮喘则症状起伏大；肺气肿多有长期吸烟史和（或）有害气体、颗粒接触史，哮喘则常伴过敏性鼻炎和（或）湿疹等，部分患者有哮喘家族史；肺气肿时气流受限基本为不可逆性，哮喘时则多为可逆性。然而，部分病程长的哮喘患者已发生气道重构，气流受限不能完全逆转；而少数肺气肿患者伴有气道高反应性，气流受限部分可逆。此时应根据临床及实验室所见全面分析，必要时做支气管激发试验、支气管舒张试验来进行鉴别。在少部分患者中，两种疾病可重叠存在。

肺气肿的治疗目的与原则有哪些

肺气肿的治疗目的是：①减轻症状，阻止病情发展；②缓解或阻止肺功能下降；③改善活动能力，提高生活质量；④降低病死率。

为此，肺气肿的治疗原则是：①解除气道阻塞中的可逆因素；②控制咳嗽和痰液的生成；③消除和预防气道感染；④控制各种并发症，如动脉低氧血症和血管方面的问题；⑤避免吸烟和其他气道刺激物、麻醉和镇静剂、非必需的手术或所有可能加重本病的因素；⑥解除患者常伴有的精神焦虑和忧郁。

肺气肿患者的药物治疗有哪些

药物治疗用于预防和控制病情，减少急性加重的频率和严重程度，提高运动耐力和生活质量。根据疾病的严重程度，逐步进行治

专家提醒

肺气肿患者的肺功能表现为阻塞性通气功能障碍，表现为肺容积增大和代表气流阻塞程度的第一秒用力呼气量（forced expiratory volume in first second, FEV1）减少。静息状态下，肺通气减少尚能代偿机体的生理功能，患者活动后，机体耗氧量增加，二氧化碳产生增加，肺通气不足以维持机体需要的通气量，并感到呼吸费力，胸闷气短加重。

疗，如果没有出现明显的药物不良反应或病情的恶化，应在同一水平维持长期的规律治疗。根据患者对治疗的反应及时调整治疗方案。可应用的药物有如下几类。

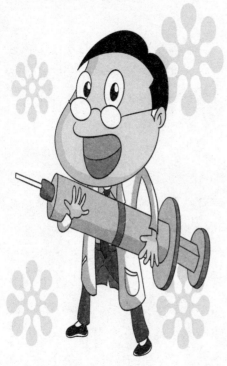

（1）支气管舒张剂：支气管舒张剂可松弛支气管平滑肌、扩张支气管、缓解气流受限。短期按需应用可缓解症状，长期规则应用可预防和减轻症状，增加运动耐力，但不能使所有患者的FEV1都得到改善。与口服药物相比，吸入剂不良反应小，因此多首选吸入治疗。主要的支气管舒张剂有 β_2 受体激动

剂、抗胆碱药及甲基黄嘌呤类。

（2）糖皮质激素：可减少急性加重频率，改善生活质量。

（3）其他药物：①祛痰药。②抗氧化剂：应用抗氧化剂如N-乙酰半胱氨酸可降低疾病反复加重的频率。③疫苗：流感疫苗可减少患者的严重程度和死亡，可每年给予1次（秋季）或2次（秋、冬季）。它含有灭活的或未灭活的、无活性病毒，应每年根据预测的病毒种类制备。④中医治疗：实践中体验到某些中药具有祛痰、支气管舒张、免疫调节等作用，值得深入的研究。

肺气肿患者如何应用激素治疗

肺气肿患者稳定期应用激素吸入治疗并不能阻止其肺功能的降低。吸入激素的长期规律治疗只适用于具有症状且治疗后肺功能有改善者。对重度及反复加重要求使用抗生素或口服激素的患者亦可考虑使用。有关长期吸入激素治疗的效果和安全性目前尚无结论。临床上可进行6周～3个月的激素吸入试验

性治疗，根据治疗效果确定是否进行激素吸入治疗。可应用 β_2 受体激动剂与沙美特罗/氟替卡松粉剂联合吸入，不推荐长期口服糖皮质激素治疗。

肺气肿患者怎样进行康复治疗

肺气肿患者进行康复治疗可以使进行性气流受限、严重呼吸困难而很少活动的患者改善活动能力，提高生活质量。它包括呼吸生理治疗，肌肉训练，营养支持、精神治疗与教育等多方面措施。在呼吸生理治疗方面包括帮助患者咳嗽，用力呼气以促进分泌物清除；使患者放松，进行缩唇呼吸以及避免快速浅表的呼吸以帮助克服急性呼吸困难等措施。在肌肉训练方面有全身性运动与呼吸肌锻炼，前者包括步行、登楼梯、踏车等，后者有腹式呼吸锻炼等。在营养支持方面，应要求达到理想的体重；同时避免过高糖类饮食和过高热量摄入，以免产生过多二氧化碳。

肺气肿患者吸氧时应注意什么

肺气肿患者吸氧时应注意：①吸入氧浓度：肺气肿患者常有肺泡通气不足，氧疗时应吸入低浓度氧，一般1～2升/分钟，防止发生呼吸抑制和氧中毒。②吸入气湿化：从压缩氧气瓶中放出的气体，大多湿度较低，应注意气体湿化，一般用泡式湿化瓶。③吸入气的温度应适宜：吸入寒冷的气流可刺激喉头黏膜，使气管黏膜表面血管收缩，严重者可引起支气管痉挛；吸入气过热，可直接对呼吸道造成损伤。④防止二氧化碳蓄积：氧疗的同时要注意保持呼吸道通畅，保证患者有足够的通气量，避免二氧化碳潴留。⑤注意防火或安全：氧气是助燃剂，严禁将火源带入氧疗病区。

哪些措施可以预防肺气肿发生、发展

慢性阻塞性肺疾病的预防主要

是避免发病的高危因素、急性加重的诱发因素以及增强机体免疫力。

（1）戒烟是预防慢性阻塞性肺疾病的重要措施，也是最简单易行的措施，在疾病的任何阶段戒烟都有益于防止慢性阻塞性肺疾病的发生和发展。

（2）避免暴露于危险因子。

（3）改善环境卫生。

（4）积极防治婴幼儿和儿童期的呼吸系统感染，积极防治婴幼儿和儿童期的呼吸系统感染，可能有助于减少以后慢性阻塞性肺疾病的发生。

（5）注射疫苗：流感疫苗、肺炎链球菌疫苗等对防止慢性阻塞性肺疾病患者反复感染可能有益。

（6）加强体育锻炼：慢性阻塞性肺疾病患者加强体育锻炼，增强体质，提高机体免疫力，可帮助改善机体状况。

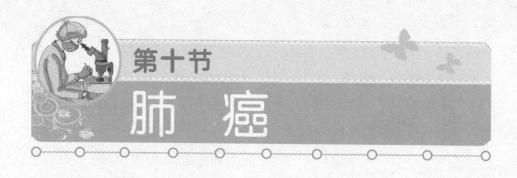

第十节

肺　癌

 ## 肺癌发病的主要因素有哪些

（1）烟草已被证实是肺癌发病的主要诱因：研究表明，肺癌的发生与吸烟、空气污染、食品污染等有密切的关系。吸烟是肺癌的最主要的致病因素，80％的肺癌可归因于吸烟。吸烟人群的肺癌发病率比不吸烟者高10多倍。非吸烟者吸入二手烟（被动吸烟）也增加患肺癌的危险。

（2）不良生活方式是元凶：最新的统计数字表明，目前北京市肺癌的发病率和死亡率居各种恶性肿瘤之首，其中男性发病率为49.6/10万，女性发病率为34/10万。而在5年以前，这组数字分别为43/10万和

17/10万。而且，它原本属于老年的疾病目前正在悄悄地"年轻化"，这一人群主要集中在40～55岁的中青年人，最年轻的患者只有二十几岁。吸烟、酗酒等不良生活方式是造成发病年轻化的根本原因。

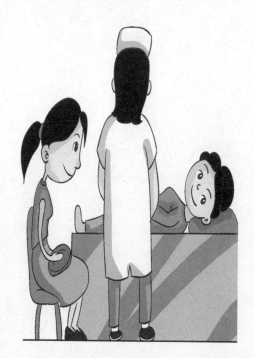

（3）其他致癌剂：如砷、镉、铀、镭和一些化学物质如铬乙醚，也会增加肺癌的发生概率。

（4）有慢性肺部疾病史的人群，在自身抵抗力下降，免疫力下降，还有在其他的致癌因素影响下发生变化，转变成肺癌。

 ## 确诊肺癌后患者的生存期有多长

很难准确判定肺癌患者的具体生存期，但与以下因素有关。

（1）肿瘤细胞的类型：小细胞肺癌恶性程度高，但对放疗、化疗敏感性高。非小细胞肺癌恶性程度较小细胞肺癌低，但对放疗、化疗治疗敏感性也低。

（2）放弃治疗或不规范治疗的患者生存期较短。

（3）诊断和治疗肿瘤的早晚：治疗越早，生存期越长。

（4）肿瘤生长部位：肿瘤生长部位越靠近中心，影响越大。对于早期肺癌患者而言，主要取决于是否及时采取了恰当的治疗手段。一般来说，早期肺癌癌肿较小，未发生扩散转移，其最为有效的治疗方法为手术切除，早期肺癌切除后的5年生存率可达60％～90％，术后可一定时间内采取放疗、化疗、中医药等治疗手段以防止复发。对于中晚期肺癌患者而言，主要取决于治疗方法是否得当及患者的身体状况。中晚期肺癌的治疗方法主要有放疗、化疗及中医药治疗。但由于放疗亦会对正常细胞造成伤害，对身体功能很弱的中晚期肺癌患者，放疗应慎用。对于转移范围广，身体功能弱，已经难以耐受化疗的中晚期肺癌患者，可用中医药进行保守治疗，虽然短期效果没有化疗明显，但远期效果好，在改善肺癌患者的生存质量，延长生存期方面效果明显。

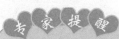 专家提醒

肺癌患者的症状可以多种多样，这是由于肺癌原发癌灶的部位、大小和涉及周围的不同器官和组织与转移癌灶损伤的器官和脏器不同，及肺癌可能产生的某些特殊生物活性物质包括激素、抗原、酶等的不同，和患者对这些生物活性物质的反应程度和耐受性不同而有所不同。

老年肺癌患者的首发症状有哪些

肺癌患者第一个出现的症状，即首发症状。老年肺癌常见的首发症状如下。

（1）咯血：咯血是肺癌早期、最常见的症状之一。其特点是老年人突然咯血痰，或痰中反复带血，有的反复发生"肺炎"，吐血丝痰，经常反复。

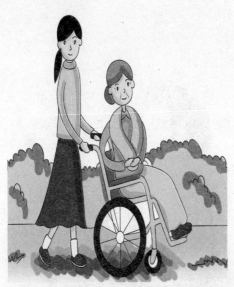

（2）杵状指：杵状指亦称鼓槌指，表现为指、趾第一节肥大，指甲突起变弯，常伴有疼痛。

（3）关节炎：关节炎常与杵状指同时存在，可在肺癌病灶很小，难被发现时先出现，表现为游走性关节炎症状，肘、膝、腕、踝、指掌关节烧灼样疼痛，活动障碍，可出现水肿和胫骨、腓骨骨膜增生等，被称为类风湿性关节样关节炎。

（4）男性乳腺发育。

（5）多发性周身性肌炎：多发性周身性肌炎亦为肺癌早期症状之一。据统计85％的肺癌在无典型症状出现前，仅表现为渐进性周身无力，食欲缺乏，加重时可行走困难，卧床难起。

（6）其他表现：在肺部症状尚不明显时，出现无明显原因的声音嘶哑伴气喘、一侧颈部明显水肿、一侧眼裂变小、眼睑下垂、瞳孔缩小等。

中老年人，尤其是嗜烟者，如出现上述可疑症状，千万不可掉以轻心，应及时去医院作胸部X线或CT等检查，值得注意的是，约有15％的肺癌患者早期完全没有症状。因此，中老年人每年作一次胸部X线检查，对及早发现肺癌有积极意义。

老年肺癌的肺外表现有哪些

（1）内分泌代谢障碍，又称

異位内分泌，癌细胞可分泌多种激素。①肾上腺皮质激素：表现库欣综合征，表现向心性肥胖、乏力、倦怠、血压升高、血糖升高、水牛背、皮肤紫纹、满月脸，此类表现的肺癌患者一般病程短、死亡快。②抗利尿激素：表现乏力、厌食、嗜睡、肌无力，严重精神错乱等表现。③促甲状腺素：表现多食、大便次数多、消瘦、烦躁易怒、易紧张、心率快、突眼等甲状腺功能亢进表现。④甲状旁腺样激素：表现钙、磷代谢紊乱，如心动过速、心律不齐、厌食、乏力、嗜睡。⑤黑色素细胞激素：表现皮肤黑色素沉着、棘皮样变，此种表现以男性患者居多。⑥绒毛膜促性腺激素：表现为男子乳腺发育、分泌乳汁、有杵状指。⑦生长激素：多见于小细胞未分化癌及腺癌，表现肥大性骨关节病、血糖升高、尿糖升高。⑧肾素：表现血压升高，合并顽固性低血钾症。

（2）皮肤结缔组织病：为皮肤瘙痒症，一般以下肢瘙痒明显，色素沉着，可合并多形性湿疹、多毛、皮肤花斑、皮肤炎。

（3）神经系统：①重症肌无力；②神经根炎；③周围神经炎；④侧索硬化；⑤自主神经功能紊乱。

（4）精神病样改变：烦躁、狂躁或抑郁、妄想、幻听、幻视等。

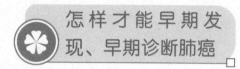

怎样才能早期发现、早期诊断肺癌

早期肺癌的原发灶小，无淋巴结及远处转移，因而一般无任何临床症状，或仅有轻微症状，或仅有肺癌的肺外表现。对有症状的早期肺癌应及时就诊，并进行相关检查，以明确诊断。对无症状的早期

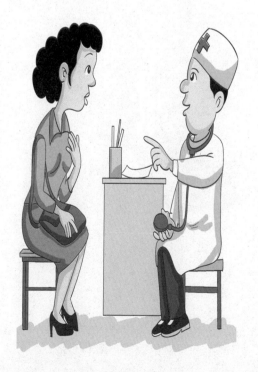

呼吸病自助防治方案

144

肺癌需要检查才能发现，检查的对象为肺癌高发人群和工矿区的职工，并符合以下情况者。

（1）年龄≥40岁（可发现肺癌总病例的98％）适于高发区；≥50岁（可发现肺癌总数的90％）适于低发区。

（2）吸烟史≥40年以上者，其肺癌发病率为不吸烟者的10倍以上。由于每年一次胸部X线检查，Ⅰ期患者发现率也仅占30％，虽较因症状发现者高50％，但是因肺癌病情进展较快，大部分患者发现时已非早期，为此，对高危人群，如有条件可每隔4～6个月检查一次胸部X线。由于早期中心型肺癌X线胸部检查较易出现阴性结果，常需同时进行多次痰脱落细胞检查。或用特殊方法蓄痰液3天，痰浓缩后作痰脱落细胞学检查，以免遗漏隐性肺癌。

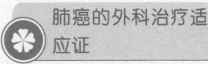

肺癌如何分期

肺癌的分期是选择治疗方案和估计预后的主要依据。由于治疗手段不同，非小细胞肺癌和小细胞肺癌的分期标准有所不同。

治疗非小细胞肺癌应尽量争取手术切除。肿瘤的分期取决于：①肿瘤的大小及部位；②是否有肺门及（或）纵隔淋巴结转移；③胸膜、胸壁或纵隔结构是否受侵；④胸外有无转移。近年来治疗手段及技术不断改进，手术切除的范围增大。肿瘤侵犯胸壁者只要无远处转移，可作大块切除；不论是否合并放疗，仍可延长30％～40％的患者的生存期，应与肿瘤侵犯心脏大血管有所区别。虽然小细胞肺癌可以像非小细胞肺癌一样分期，但绝大多数的医师发现更简单的2期系统在治疗选项上更好。这个系统将小细胞肺癌分为"局限期"和"广泛期"（也称扩散期）。局限期指癌症仅限于一侧肺且淋巴结仅位于同一侧胸部。如果癌症扩散到另一侧肺，或者对侧胸部的淋巴结，或者远处器官，或者有恶性胸水包绕肺，则为广泛期。

肺癌的外科治疗适应证

最适宜进行外科治疗的肺癌，是Ⅰ、Ⅱ期和部分经过选择的ⅢA期非小细胞肺癌。术前检查已明确纵隔淋巴结转移的N₂患者，不宜立即进行手术切除。至于术中明确的N₂患者，如果手术能达到根治效果，则不应放弃手术的努力。对于无病理学证据的肺部结节，若根据病史、影像学检查考虑肺癌可能性大于良性病变，可考虑手术探查，术中明确诊断。肺癌手术之前，需对患者全身情况，包括心肺功能、既往病史、营养状况等进行综合评估，排除手术禁忌证。随着电视胸腔镜技术的发展，应用此项技术进行肺门解剖、肺叶切除日趋成熟。与传统开胸手术相比，电视胸腔镜手术优点为：手术切口小，创伤小，疼痛轻，术后恢复快，住院时间明显缩短，术后并发症、死亡率低。多数学者认为对于治疗早期肺癌有一定的优势，可以安全地完成肺叶切除及全肺切除，并可能清扫＜2厘米的纵隔淋巴结达到根治的目的。对于小细胞肺癌，国际肺癌研究会的意见：外科手术、手术后化疗或放疗对于患者的生存意义还不明确；外科手术治疗对一小部分非常局限的病灶、尤其是周边病灶可能具有作用。

专家提醒

放疗是癌症三大治疗手段之一，是用各种不同能量的射线照射肿瘤，以抑制和杀灭癌细胞的一种治疗方法。放疗可单独使用，也可与手术、化疗等配合，作为综合治疗的一部分，以提高癌症的治愈率。在手术前先作一段时间放疗使肿瘤体积缩小些，便可使原来不能手术的患者争取到手术的机会。对晚期癌症则可通过姑息性放疗达到缓解压迫、止痛等效果。放疗可分为根治性放疗和姑息性放疗两种。前者剂量较大，照射较彻底，适用于较早期及部分晚期患者，以消灭原发灶、手术后可能的残余灶以及某些转移灶。后者适用于晚期患者，多属权宜之计。根据耐受情况给予剂量，以达改善症状，减轻痛苦、延长生命之效。个别也可达到根治的效果。医师根据肿瘤的性质、部位、病期和全身状况定出总剂量。将总剂量分配为20～30次，在4～6周内照完。经过准确定位，在体表画好标记，透过体表，向肿瘤部位照射。

肺癌化疗的不良反应有哪些

①局部反应：静脉炎、局部组织坏死。②骨髓抑制：大多数化疗药均有不同程度的骨髓抑制。骨髓抑制早期可表现为白细胞尤其是粒细胞减少，严重时血小板、红细胞、血红蛋白均可降低。③胃肠毒性：大多数化疗药物可引起胃肠道反应，表现为口干、食欲缺乏、恶心、呕吐，有时可出现口腔黏膜炎

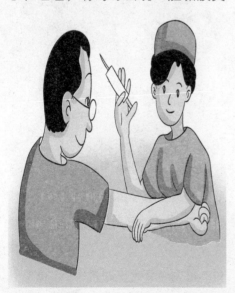

或溃疡。便秘、麻痹性肠梗阻、腹泻、胃肠出血及腹痛也可见到。④免疫抑制：化疗药物一般多是免疫抑制药，对机体的免疫功能有不同

程度的抑制作用。⑤肾毒性：部分化疗药物可引起肾脏损伤，患者可出现腰痛、血尿、水肿、小便化验异常等。⑥肝损伤：化疗药物引起的肝脏反应可以是急性而短暂的肝损害，也可以由于长期用药，引起肝慢性损伤。⑦心脏毒性：临床可表现为心律失常、心力衰竭、心肌病综合征，心电图出现异常。⑧肺毒性：少数化疗可出现肺毒性，表现为肺间质炎症和肺纤维化。⑨神经毒性：部分化疗药可引起周围神经炎。有些药物可产生中枢神经毒性。⑩脱发：有些化疗药损伤毛囊，脱发的程度通常与药物的浓度和剂量有关。⑪其他：如听力减退、皮疹、面部或皮肤潮红、指甲变形、骨质疏松、膀胱及尿道刺激症、不育症、闭经、性功能障碍、男性乳腺增大等也可由部分化疗药物引起。

如何防治化疗的不良反应

对于恶心、呕吐者应用5-羟色胺受体拮抗剂止吐效果最好，不良

反应最轻；对于口腔炎、舌炎、口腔溃疡等黏膜炎，治疗主要为减轻疼痛，可用2％利多卡因15毫升含漱30秒钟，于饮食前用，也可用温盐水含漱。骨髓抑制的防治：若白细胞$<4×10^9$/升，血小板$<80×10^9$/升，应停化疗药并严密观察。若白细胞$<1×10^9$/升，尤其是粒细胞绝对值$<0.5×10^9$/升，体温$>38.5℃$，应做血培养并选用广谱抗生素，输入粒细胞也可能会改善疗效。人基因重组粒细胞-单核巨噬细胞集落刺激因子或粒细胞集落刺激因子能促进骨髓干细胞的分化和粒细胞的增殖，减轻粒细胞降低程度及缩短粒细胞减少持续的时间。当血小板$<50×10^9$/升时会有出血倾向，$<20×10^9$/升时出血危险很大，治疗可用肾上腺皮质激素；酌情输入血小板，还可应用一些细胞因子，如促血小板生成因子、白细胞介素3白细胞介素11等。对于有心脏毒性的化疗药物，对老年人、15岁以下儿童、有心脏病史者要慎用。遇到肝脏毒性，可以应用保肝药物。应用有肾毒性的抗癌药物时，应定期检查尿常规及肾功能，发现肾损害立即停药。用药期间多饮水

或水化。环磷酰胺和异环磷酰胺可引起化学性膀胱炎，表现为尿频、尿急、排尿困难、血尿等，一旦出现应立即停药。给予利尿，止血及肾上腺皮质激素。引起肺损害的可停药，给予肾上腺皮质激素。发现神经毒性的应马上停药，并给予神经营养药和血管扩张药。发生静脉炎可局部涂抹静脉炎膏。脱发常为可逆性，通常在停药1～2个月头发开始生长。

 老年肺癌的治疗手段有哪些

（1）手术治疗：外科手术切除仍是治疗肺癌有效的主要方法，手术适应证和手术种类的选择主要根据肿瘤侵犯的部位、范围及患者的全身情况特别是心肺功能储备情况而定。手术原则是彻底切除病变，并最大限度地保留健康的肺组织。外科手术切除总的5年生存率为30％～40％，手术效果主要与病理学细胞类型及TNM分期有关。

（2）放射治疗：可用作手术前后的辅助治疗以提高手术切除率及

术后长期生存率，肺癌放疗的5年生存率为1.2%～10%。

（3）化学治疗：在肺癌治疗中有着重要地位，根据目前的观点，无论早期还是晚期，无论手术还是放疗，都要结合化疗，才能提高生存率。

（4）免疫治疗：可作为手术后化疗及放疗的辅助治疗。目前仍是一种不太成熟的治疗，有很多问题有待解决，因此在临床上仅作为其他治疗的辅助治疗。

（5）中医中药治疗：目前单一中医中药对肺癌疗效不理想，它适于不能手术、放疗、化疗的晚期患者。它能缓解症状、减轻痛苦、提高生活质量，在临床上应用也较为普遍。

（6）生物基因治疗。

肺癌患者饮食上注意什么

肺癌患者的营养饮食宜忌有以下四点。

（1）忌辛香走窜的食品：如香菜、孜然、胡椒、辣椒、葱、芥末、蒜等。

（2）忌生痰食品：如肥肉、肥鸡、肥鸭、各种甜食（含糖量较高的）、奶油、奶酪等。

（3）忌传统认为的"发"物：如羊肉、无鳞鱼、猪头肉、动物内脏、虾、蟹等海产品、公鸡、狗肉、蚕蛹等。

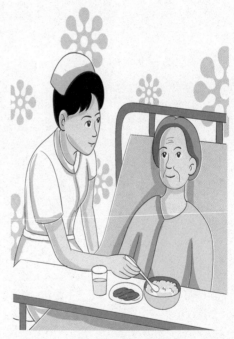

（4）宜加强营养：由于肿瘤本身对人体的消耗和化疗所致食欲缺乏、恶心、呕吐而引起的摄入不足，所以肺癌患者化疗期间应本着高蛋白、高热量、易消化、低脂肪的原则来安排饮食。从现代营养学角度来看，各种肉类、鱼类的蛋白

质营养价值和热量较高，在主食上应该粗细搭配，力求多样化。多吃些玉米、黑豆、黑芝麻、花生、小米、黑米等营养价值高的食品；多食蔬菜和水果，因其中含有人体所必需的营养素，尤其是各种维生素和纤维素，如卷心菜、菜花、白萝卜、油菜、香菇、银耳、苹果、梨、大枣、猕猴桃、柑橘类等。若化疗中出现食欲缺乏、恶心、呕吐，可酌加山楂、白扁豆、白萝卜、鲜芦根、鲜藕、姜汁、薏米、陈皮等，熬粥频服，可健脾开胃、降逆止呕。若出现血象下降，饮食中酌用大枣、龙眼肉、动物肝脏、乌鸡肉、鸭肉、鳖肉等。

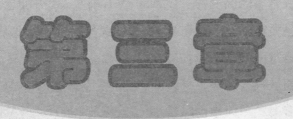

第三章

肺血管性疾病

肺血管系统，循环于心和肺之间的肺动脉和肺静脉，属于肺的功能性血管。肺动脉从右心室发出伴支气管入肺，随支气管反复分支，最后形成毛细血管网包绕在肺泡周围，之后汇集成肺静脉，流回左心房。肺血管性疾病常由慢性肺疾病、肺血管循环障碍、脉动脉压力增高、右心室肥厚等引起。

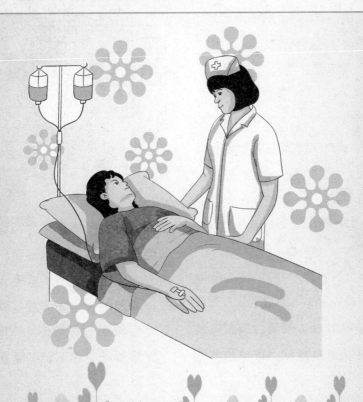

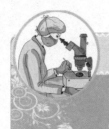

第一节
肺源性心脏病

什么是肺源性心脏病

肺源性心脏病（corpulmonale）主要是指由于支气管-肺组织或肺动脉血管病变所致肺动脉高压引起的心脏病。其病因主要为：

（1）肺、支气管疾病：以气管炎、慢性支气管炎、阻塞性肺气肿最为常见，其次为重症肺结核、支气管扩张、支气管哮喘及肺脓肿、矽肺等。

（2）胸廓疾病：如脊柱结核、类风湿脊椎炎、胸廓形成术后等。

（3）肺血管疾病：如肺动脉炎、原发性肺动脉高压等。

肺源性心脏病的临床表现主要为呼吸道原发病症状，以及随病情发展而出现的肺功能不全、心功能不全及其他器官受累的症状。主要症状如下：

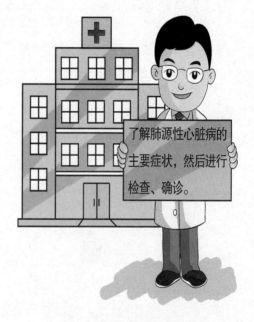

了解肺源性心脏病的主要症状，然后进行检查、确诊。

（1）呼吸原发病症状：在我国，约有90％以上的肺源性心脏病是由慢性支气管炎并发肺气肿进一步发展而来，因此，初期主要表现为咳嗽、咳痰和气短三大症状。进一步加重则有乏力，活动时心悸、气短，下肢水肿，桶状胸，心窝部搏动；严重时有呼吸困难，端坐呼吸及烦躁不安等。

（2）呼吸衰竭症状：有气短、心悸、胸闷、食欲不振、疲乏无力及发绀等，进一步加重则出现兴奋、烦躁、失眠、嗜睡和昏迷等。

（3）心力衰竭症状：主要为右心衰竭。除上述相应症状外，尚有下肢浮肿，肝大及静脉系统淤血等征象。

（4）出血：主要表现为咯血、呕血、便血或皮肤黏膜出血。

遇有上述症状，应作进一步检查，以确定诊断。

肺源性心脏病患者为什么会发生腿肿等情况

肺源性心脏病患者发生腿肿往往是发生心力衰竭的一种表现。这主要是由于发生心力衰竭时，体循环的静脉血回流到心脏的阻力增加，造成一些组织脏器淤血，体内水分潴留。因为腿位于身体的下部，水分易于存留。因此心力衰竭时往往可以见到下肢水肿。同时由于大量水分存留于组织内，自然流经肾脏的血液减少，排出的水分少，尿自然也会减少。

指（趾）端膨大似鼓槌状，指（趾）甲的纵脊和横脊高度弯曲如表面玻璃样，称为杵状指。肺源性心脏病患者出现杵状指系与长期缺氧有关，指端组织缺氧，通过血管活性物质的作用，使局部微循环的动静脉支开放，促使组织增生。一旦病因去除，杵状指可以逐步恢复正常形状。

肺源性心脏病由于长期慢性缺氧，促进了体内红细胞生成刺激素的形成，使骨髓制造红细胞的功能亢进，造成继发性红细胞增多。

慢性肺源性心脏病的临床表现有哪些

肺心功能代偿期的表现主要是原发肺部疾病的表现。肺、心功能失代偿期的表现为：

（1）呼吸衰竭：主要表现为缺氧和CO_2潴留引起的系列症状。①症状：呼吸困难加重，头痛，夜间为甚。②体征：明显发绀，颅内压升高可表现为球结膜充血、水肿、眼底网膜血管扩张、视乳头水肿；腱反射减弱或消失、病理反射；周围血管扩张：皮肤潮红、多汗。

（2）右心衰竭

①症状：气促更明显，另有心悸、食欲缺乏；腹胀、恶心等。②体征：发绀更明显。颈静脉怒张，静脉压升高，心率增快、心律失常、剑突下可及收缩期杂音，甚至出现舒张期杂音。肝大、压痛，肝颈静脉回流征阳性，下肢水肿、腹水，少数患者可出现肺水肿及心力衰竭体征。

肺源性心脏病的并发症有哪些

（1）肺性脑病：是由于呼吸衰竭所致缺氧、二氧化碳潴留而引起精神障碍、神经系统症状的综合征。但应与脑动脉硬化、严重电解质紊乱、碱中毒等引起神经精神表现鉴别。

（2）酸碱失衡及电解质紊乱：肺源性心脏病时，由于缺氧和二氧化碳潴留，当超过机体代偿能力时可发生各种不同类型的酸碱失衡及电解质紊乱，使病情恶化。常见有呼吸性酸中毒、代谢性酸中毒、代谢性碱中毒及低钠、低钾、低氯等。

（3）心律失常：多表现为房性期前收缩（早搏）及阵发性室上性心动过速，以紊乱性房性心动过速最具特征性，可有心房扑动及心房纤颤，少数患者由于急性严重心肌缺氧，可出现心室纤颤以至心跳骤停。注意与洋地黄中毒引起的心律失常鉴别。

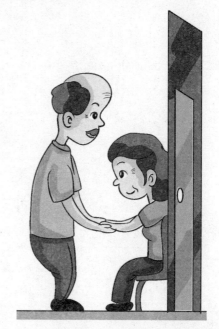

（4）休克：不多见，一旦发生，病情凶险。原因有严重感染、失血和严重心力衰竭或心律失常等。

（5）消化道出血：缺氧和高

碳酸血症，以及右心衰竭所致的循环淤滞，造成上消化道黏膜糜烂坏死，发生弥漫性渗血；或因高碳酸血症，胃壁细胞碳酸酐酶的活性增加，胃酸分泌增加，或氨茶碱、氯化钾、抗生素等药物对胃黏膜的损害，使肺源性心脏病患者胃肠黏膜广泛性充血水肿、糜烂、坏死、渗血和急性溃疡等改变，严重出血可引起失血性休克。

（6）弥散性血管内凝血：肺源性心脏病患者由于感染、心力衰竭或失血，引起微动脉、微静脉痉挛收缩，微循环阻滞和血管阻力增加，大量血液被隔绝和淤滞在微循环和静脉系统内，严重者可造成小血管内皮损伤，引起血小板聚集，并释放血浆凝血活素，激活凝血过程发生弥散性血管内凝血。

肺源性心脏病急性加重期如何治疗

肺源性心脏病急性加重期的治疗原则为积极控制感染，通畅呼吸道和改善呼吸功能，纠正缺氧和二氧化碳潴留，控制呼吸衰竭和心力衰竭。

（1）控制感染：院外感染者病原菌多为肺炎球菌、流感嗜血杆菌及卡他莫拉菌，院内感染多为革兰阴性杆菌。临床上常用于控制感染的抗生素有阿莫西林、哌拉西林、头孢菌素类、氟喹诺酮类、亚胺培南/西司他丁等，或根据痰细菌培养与药敏试验结果选用抗生素。

（2）通畅呼吸道：痰液黏稠，首选的治疗措施是雾化吸入，可给予口服祛痰药以降低痰液黏度。使用氨茶碱、沙丁胺醇、特布他林等支气管舒张药有助于改善通气。必要时做气管插管或气管切开，建立人工气道。

（3）纠正缺氧和二氧化碳潴留：肺源性心脏病患者的氧疗原则为低浓度（25%～35%）持续给氧，可酌情应用呼吸兴奋剂，必要时应用机械通气治疗。

（4）控制心力衰竭：治疗肺源性心脏病心力衰竭的首要措施仍是积极控制感染和改善呼吸功能，经此治疗后心力衰竭大多能得到改善，而不需要应用利尿剂和强心剂。对治疗无效者，或以心力衰竭为主要表现的肺源性心脏病患者，可适当应用利尿剂、强心剂或血管扩张药。

控制心力衰竭的具体治疗方法有哪些

（1）利尿剂：选用作用缓和，剂量偏小，间歇或短期应用，尿量多时应注意补钾。利尿过多可导致低钾血症、低氯性碱中毒，使痰液黏稠不易咳出，以及血液浓缩等不良后果，应注意避免。

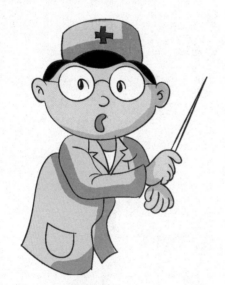

（2）强心剂：肺源性心脏病患者由于慢性缺氧、感染、低钾血症，对洋地黄类药物耐受性很低，易发生心律失常，故应用剂量宜小，并选作用快、排泄快的制剂，如毛花苷C（西地兰）或毒毛花苷。应用指征：感染已被控制，呼吸功能已改善，利尿剂不能得到良好的疗效而反复水肿的心力衰竭患者；以右心衰竭为主要表现而无明显感染的患者；出现急性左心衰竭。由于低氧血症、感染等均可使心率增快，故不宜单纯以心率作为衡量强心药应用和疗效考核的指标。

专家提醒

研究结果表明，长期坚持力所能及的运动，可提高机体免疫功能，改善肺功能。天气晴朗时早上可到空气新鲜处如公园或树林里散散步，做一些力所能及的运动，如打太极拳、气功、做腹式呼吸运动和吹气球、吹蜡烛等，以锻炼膈肌功能，并要持之以恒。出了汗及时用干毛巾擦干，并及时更换内衣。运动量以不产生气促或其他不适为前提。避免到空气污浊的地方去。在冬季，应减少清晨或傍晚后的室外活动；运动前必须做好准备工作，以提高机体对寒冷的适应能力；注意室内湿度、温度，合理地进行房间的通风，这都会减少呼吸道感染的发生。

（3）血管扩张剂：肺源性心脏病应用血管扩张剂的指征是顽固性心力衰竭。

（4）控制心律失常。

（5）抗凝治疗：应用普通肝素或低分子肝素防止肺微小动脉原位血栓形成。

（6）加强护理工作，严密观察病情变化，加强心肺功能的监护，翻身、叩背排出呼吸道分泌物。

肺源性心脏病患者怎样进行自我调养

（1）注意保暖：严寒到来时，要及时增添衣服，不要着凉，不能让自己有畏寒感，外出时更要注意穿暖。因一旦受凉，很容易引起病毒和细菌感染。一般先是上呼吸道，而后蔓延至下呼吸道，引起肺炎或支气管肺炎。此外，脚的保暖对肺源性心脏病患者也十分重要，不可忽视。

（2）适当参加一些户外活动：做一些力所能及的运动，如打太极拳、气功、慢跑，做腹式呼吸运动等。

（3）保持室内空气流通：早上应打开窗户，以换进新鲜空气。在卧室里烧炭火或煤火，尤其是缺乏排气管时，对肺源性心脏病患者不利，应尽量避免。

（4）生活要有规律：每天几点钟起床，几点钟睡觉，何时进餐等都要有规律。中午最好午睡。心情要舒畅，家庭成员要和睦相处。

（5）戒烟：吸烟者要彻底戒烟，甚至不要和吸烟者一起聊天、下棋、玩牌等，因为被动吸烟对肺源性心脏病患者同样有害。

（6）补充营养：肺源性心脏病患者多有营养障碍，消瘦者较多，但又往往食欲不好。原则上应少食多餐，还可适当服一些健胃或助消化药。不宜进食太咸的食品。

（7）善于发现病情变化：肺源性心脏病并发下呼吸道感染时发热、咳嗽等症状可能不明显，有时仅表现为气促加重、痰量增多或痰颜色变浓。这都应及时到医院就诊，不要耽误。

（8）不要滥用药物：不要滥用强心、利尿类药物，因用药不当可加重病情，甚至发生意外。

（9）长期家庭氧疗：有条件者

民间有一种说法："防咳喘，少吃盐"，因而大多数肺源性心脏病患者不敢吃咸；有时因大量出汗，失水失盐；而有些医师只注意对患者补充葡萄糖或进行利尿致使盐分丢失。以上因素，不仅会引起低钠，还会低氯、低钾，导致电解质平衡紊乱的发生。此时患者会出现严重疲乏无力、食欲缺乏、恶心呕吐，甚至脑细胞水肿而导致意识障碍；长期厌食，患者会营养不良，免疫功能下降，病情会进一步恶化。国内报道肺源性心脏病患者中约1/3并发低钠血症。所以，肺源性心脏病患者如无明显水肿和心力衰竭，不要过度限盐，每日可摄入食盐6克左右；因水肿、心力衰竭用利尿剂时，最好不要连续超过3天；补液时，不可只输入葡萄糖，应同时补充生理盐水和氯化钾，及时纠正水、电解质平衡紊乱，并注意加强营养，应给患者以优质蛋白、富含维生素、易消化的饮食，以增强患者的抗病能力。

可进行家庭氧疗，这对改善缺氧，提高生活质量和延长寿命都有所裨益。

（10）疫苗注射：为提高机体免疫功能，可于缓解期注射流感疫苗、肺炎疫苗，这样可减少感冒和呼吸道感染发生。

肺源性心脏病患者的用药注意什么

肺源性心脏病患者在用药的过程中应注意以下几方面的问题：

（1）滥用抗生素：肺源性心脏病患者待病情好转且稳定后应停用抗生素。若长期服用抗生素，或作为预防性用药，不仅会产生耐药性或发生其他病菌的感染，使病情继续发展、恶化，还会破坏人体内正常菌群的生态平衡，造成人体免疫力下降，诱发各种并发症，大大增加了疾病治愈的难度。

（2）滥用止咳药：肺源性心脏病患者呼吸道上下都存有大量痰液，不论咳嗽轻重均不要单纯应用止咳药，更不能用可可因、阿片之类的麻醉性镇咳剂，否则会因咳嗽停止将痰留于呼吸道内，加重呼吸道阻塞，这是肺源性心脏病加重的重要因素。所以，一般应选用祛痰药，如氯化铵、磺化钾、痰咳净等。

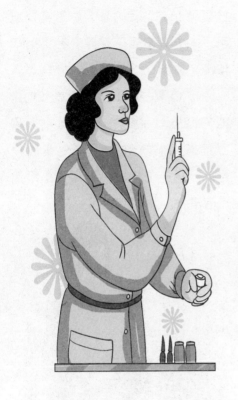

（3）滥用利尿剂：肺源性心脏病伴有水肿时，常选用口服利尿剂治疗，但利尿不利于痰液稀释，会加重呼吸困难；利尿不当，还会使血液更加黏稠，从而导致血栓，如不注意补充钾盐，还会导致低血钾与电解质紊乱。所以，应用利尿剂应找医生按病情来指导用药，不宜自购利尿药滥用。

（4）滥用安定药：安定药物等镇静药对呼吸中枢具有抑制作用。慢性肺源性心脏病患者即使用了常人能耐受的小剂量安定药也会使处于逐渐衰竭的呼吸中枢雪上加霜，使呼吸更趋衰竭，甚至呼吸停止。所以患有肺源性心脏病、慢性肺气肿的患者千万不要随便服用地西泮、氯丙嗪等镇静安眠药来治疗烦躁不安、失眠症状，而应在医生的指导下小心监护使用。

（5）滥用强心剂：肺源性心脏病伴有心力衰竭时，常需服用强心药，但强心药具有排泄缓慢、容易蓄积、治疗剂量与中毒剂量非常接近的特点以及体质差异等多种因素，在临床上容易出现强心剂中毒，甚者还会导致生命危险。因此，一定要按规定时间、规定剂量服用。在服用强心药时，还应注意补充氯化钾，这种药物虽然与心力衰竭没有直接关系，但它对防止强心药中毒有一定的作用；若患者出现恶心呕吐，视物呈黄色或绿色，脉搏不整齐或变慢，每分钟低于60次，则是洋地黄中毒的表现，此时应停药并请医生诊治。

慢性肺源性心脏病的疗效标准

慢性肺源性心脏病的疗效标准为：

（1）显效：间咳，痰为白色泡沫，易咯出，两肺偶闻湿啰音，肺部炎症大部分吸收（可参考体温、白细胞计数及分类、痰量、痰细胞学检查及痰细菌培养结果），心肺功能改善达二级，神志清晰，生活自理，症状、体征及实验室检查恢复到发病前情况。

（2）好转：阵咳、痰黏脓，不易咳出，两肺有散在湿啰音，肺部炎症部分吸收，心肺功能改善达一级，神志清晰，能在床上活动。

（3）无效：上述各项指标无改善，或有恶化。

慢性肺源性心脏病患者的食疗方有哪些

慢性肺源性心脏病患者的食疗方有很多，常用的有：

（1）经霜白萝卜适量，水煎代茶饮。萝卜有下气、止咳化痰的作用，适用于肺源性心脏病痰多者。

（2）生姜汁适量，南杏仁15克，核桃肉30克，捣烂加蜜糖适量，炖服。本方具有温中化痰、补肾纳气作用。肺肾气虚者适宜用本方。

（3）黑芝麻15克，生姜15克，瓜蒌12克。水煎服，日服1剂。该方具有润肺清肺、温中化痰的作用。适用于老年慢性肺源性心脏病患者常食。

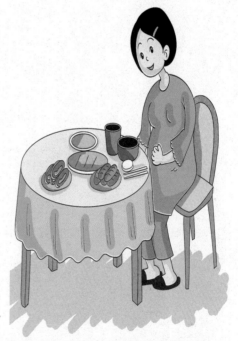

（4）炒白芥子6克，炒萝卜子9克，橘皮6克，甘草6克。水煎服。适用于肺源性心脏病急性发作时服用。

（5）紫菜15克，牡蛎50克，远

志15克。水煎服。本方有祛痰、清热、安神之功。适用于夜间咳嗽重的患者。

（6）牛肺150~200克切块，糯米适量。文火焖熟，起锅时加入生姜汁10~15毫升，拌匀调味服用。牛肺乃血肉有情之物，以脏养脏，适用于肺虚咳嗽的患者。

（7）人参3~6克，核桃5枚。加水适量，煎汤服用。本方有健脾益气、补益肺肾之功效。用于咳而少气、自汗、乏力、食少纳呆者。

（8）苏子12克，粳米100克，冰糖少许。先将苏子洗净、捣碎，与粳米、冰糖一同入锅内，加水适量，先用武火煮沸，再改为文火煮成粥，每日分早晚两次温服。本方具有健脾燥湿、化痰止咳之功效。适用于咳嗽痰多、胸闷纳呆者。

（9）款冬花12克，冰糖10克，放入盅内，加适量水，隔水炖，去渣饮糖水。本方可起到益气养阴，润肺止咳的作用，适用于咳嗽气短、自汗盗汗者。

（10）冬虫夏草10克，鲜胎盘1个，放入盅内，加水适量，隔水炖熟服之。具有温补脾肾之功效，适用于喘咳遇冷加重、四肢不温者。

肺源性心脏病患者容易出现哪些心理问题

肺源性心脏病患者容易出现的心理问题有：

（1）由于疾病迁延不愈、反复发作，使患者产生恐惧、疑虑、烦恼、渴求等种种心理反应。产生的原因主要来自本身疾病，有时是工作忙而造成的紧张气氛，一时不能彻底解除病痛而引起的焦虑与恐惧心理。占患者总数的70%。

（2）多疑和敏感。多疑有两种情况，一种是不相信自己患的病，另一种则认为自己的病情比医生说得更严重，此心理多在发作缓解后出现，别人在低声说话，自认为是在议论自己或隐瞒自己的病情等。约占30%。

（3）行为退化或角色过度（即依赖心理增强），老年患者较明显，往往由于疾病发作、病情危重、生死难测，患者完全处于被动状态，缺乏主见和信心，要求更多的关心和同情，并且事事都依赖别人去做。约占60%。

（4）疑老心理。因该病多发于中老年人，他们认为此时患病是否意味着衰老。疑老实质上是怕老，是心理上的衰老表现。

（5）患者角色减退或阙如。对疾病满不在乎即自恃心理。他们在急性发作过后往往急于任意活动，不听从指导，擅自增加活动量。

如何做好老年肺源性心脏病患者的心理护理

做好老年肺源性心脏病患者的心理护理工作主要有：

（1）建立良好的护患关系，深入心理沟通。良好的护患关系本身就具有治疗意义。多与患者交谈，了解其心理状态，以优良的态度、娴熟的技术，赢得患者的信赖，使他们主动地配合治疗和护理。

（2）对患者要高度负责，处处为其着想。各种操作果断、利索，如遇紧急情况要沉着、冷静，言行上表示信心，丝毫不能流露出不利于病情的言语和表情。

（3）要有把患者当亲人的同情心。依赖心理增强的患者，急需得到亲人照料与医护人员的关怀，然而亲人照料只能在患者心理上起一定的安慰作用，而医护人员的关怀同情，却可减轻或消除痛苦。要为其欢乐而高兴，为其痛苦而忧愁，为其怀恋而追思。

（4）对有自恃心理的患者，应加强健康教育，提高他们对疾病的认识，更好地发挥患者对治疗的主观积极性。

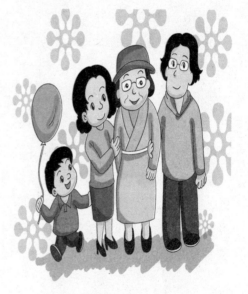

（5）发现患者角色减退或缺如时，则耐心向患者说明逐渐增加活动量的重要性，以争取患者合作，保证他们安全与顺利康复。发现行为减退或角色过度时，则恰当地向其介绍病情，鼓励其循序渐进地活动，并讲明不活动的危害。同时应言语亲切、态度和蔼，使其感到自己的活动是在护士的监护下进行的，绝对安全。

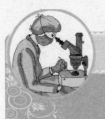

第二节

肺栓塞

 什么是肺栓塞

肺栓塞是肺动脉分支被栓子堵塞后发生的相应肺组织供血障碍，见于大手术后、久病卧床、妊娠、心功能不全等可导致深静脉血栓脱落进入肺动脉。肺梗死是肺栓塞后因血流阻断而引起的肺组织坏死。有10%～15%的肺栓塞病例发生于肺梗死。肺栓塞的病理和临床改变取决于肺血循环的状态和栓子的大小。

国外肺栓塞的发病率很高，美国每年发病约60万人，1/3死亡，占死因第三位。也有报告近年来随着成人接受抗凝治疗的增加，发病率呈减少趋势。我国尚无确切的流行病学资料，但阜外医院报告的900余例心肺血管疾病尸检资料

中，肺段以上大血栓堵塞者达100例（11%），占风心病尸检的29%，心肌病的26%，肺源性心脏病的19%，说明心肺血管疾病也常并发肺栓塞。

 肺栓塞的临床表现有哪些

肺栓塞的临床症状多种多样，不同病例常有不同的症状组合，但均缺乏特异性。各病例所表现症状的严重程度亦有很大差别，可以从无症状到血流动力学不稳定，甚或发生猝死。临床表现以症状及体征分别讲述。

主要症状包括：

（1）呼吸困难及气促：是最常

见的症状，尤以活动后明显。

（2）胸痛：包括胸膜炎性胸痛或心绞痛样疼痛。

（3）晕厥：可为唯一或首发症状。

（4）烦躁不安、惊恐，甚至濒死感。

（5）咯血：常为小量咯血，大咯血少见。

（6）咳嗽。

（7）心悸。

临床上出现所谓"肺栓塞三联征"（呼吸困难、胸痛及咯血）者不足30%。

主要体征包括：

（1）呼吸急促：呼吸频率＞20次/min，是最常见的体征。

（2）心动过速。

（3）血压变化：严重时可出现血压下降甚至休克。

（4）发绀。

（5）发热：多为低热，少数患者可有中度以上的发热。

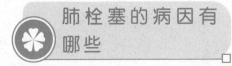

肺栓塞的病因有哪些

肺栓塞的病因有：

（1）血栓：血栓形成肺栓塞常是静脉血栓形成的并发症。栓子通常来源于下肢和骨盆的深静脉，通过循环到肺动脉引起栓塞。但很少来源于上肢、头和颈部静脉。血流淤滞，血液凝固性增高和静脉内皮损伤是血栓形成的促进因素。因此，创伤、长期卧床、静脉曲张、静脉插管、盆腔和髋部手术、肥胖、糖尿病、避孕药或其他原因的凝血机制亢进等，容易诱发静脉血栓形成。早期血栓松脆，加上纤溶系统的作用，故在血栓形成的最初数天发生肺栓塞的危险性最高。

（2）心脏病：心脏病为我国肺栓塞的最常见原因，占40%。几乎遍及各类心脏病，其中合并心房颤动、心力衰竭和亚急性细菌性心内膜炎者发病率较高。

疑是肺栓塞可做哪些检查

（1）心电图。

（2）胸部X线片。

（3）动脉血气分析。

（4）宜尽快常规行D-二聚体检测（ELISA法），据此作出可能的排除诊断。

（5）超声检查：可以迅速得到结果并可在床旁进行，虽一般不能作为确诊方法，但对于提示肺栓塞诊断和排除其他疾病具有重要价值，宜列为疑诊肺栓塞时的一项优先检查项目。若同时发现下肢深静脉血栓的证据则更增加了诊断的可能性。

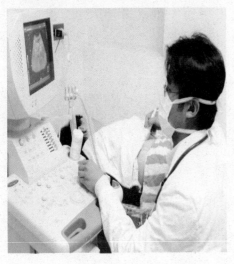

（6）有条件的单位宜安排核素肺通气/灌注扫描检查或在不能进行通气显像时进行单纯灌注扫描，其结果具有较为重要的诊断或排除诊断意义。

（7）螺旋CT/电子束CT或MRI的应用，有助于发现肺动脉内血栓的直接证据，已成为临床上经常应用的重要检查手段。

（8）肺动脉造影目前仍为肺栓塞诊断的"金标准"与参比方法。需注意该检查具有侵入性，费用较高，而且有时其结果亦难于解释。随着无创检查技术的日臻成熟，多数情况下已可明确诊断，故对肺动脉造影的临床需求已逐渐减少。

 肺栓塞有哪些治疗办法

（1）抗凝治疗：为肺血栓和深静脉血栓的基本治疗方法。可以有效地防止血栓再形成和复发，同时机体自身纤溶机制溶解已形成的血栓。目前临床上应用的抗凝药物主要有普通肝素（以下简称肝素）、低分子肝素和华法林。一般认为，抗血小板药物的抗凝作用尚不能满足肺血栓或深静脉血栓的抗凝要求。

（2）溶栓治疗：溶栓治疗可迅速溶解部分或全部血栓，恢复肺组织再灌注，减小肺动脉阻力，降低肺动脉压，改善右室功能，减少严重栓塞患者的病死率和复发率。

（3）外科肺动脉取栓：适用于大块肺栓塞患者经溶栓治疗失败，或对溶栓治疗有禁忌者。在行肺动脉取栓术前，应进行肺动脉造影，以证实肺动脉堵塞的部位和范围，确保诊断正确。急性期手术风险高，死亡率接近40％。

（4）介入治疗：经静脉导管碎解和抽吸血栓：用导管碎解和抽吸肺动脉内巨大血栓或行球囊血管成型，同时还可进行局部小剂量溶栓。适应证：肺动脉主干或主要分支大面积栓塞并存在以下情况者：有溶栓和抗凝治疗禁忌；经溶栓或积极的内科治疗无效；缺乏手术条件。

呼吸循环支持治疗在肺栓塞治疗中有哪些应用

对有低氧血症的患者，采用经鼻导管或面罩吸氧。当合并严重的呼吸衰竭时，可使用经鼻（面）罩无创性机械通气或经气管插管行机械通气。应避免做气管切开，以免在抗凝或溶栓过程中局部大量出血。应用机械通气中需注意尽量减少正压通气对循环的不利影响。对于出现右心功能不全，心排出量下降，但血压尚正常的病例，可给予

具有一定扩张肺血管作用和正性肌力作用的多巴酚丁胺和多巴胺；若

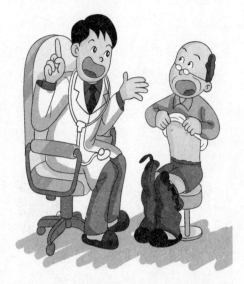

出现血压下降，可增大剂量或使用其他血管加压药物，如间羟胺、肾上腺素等。

溶栓治疗的适应证和禁忌证有哪些

溶栓治疗主要适用于大面积肺血栓病例，即出现因栓塞所致休克和（或）低血压的病例；对于次大面积栓塞，即血压正常但超声心动图显示右心室运动功能减退或临床上出现右心功能不全表现的病例，若无禁忌证可以进行溶栓治疗；对

于血压和右心室运动均正常的病例不推荐进行溶栓。

肺栓塞溶栓治疗的禁忌证有：

（1）溶栓治疗的绝对禁忌证：活动性内出血、近期自发性颅内出血。

（2）相对禁忌证：两周内的大手术、分娩、器官活体组织检查或不能以压迫止血部位的血管穿刺；两个月内的缺血性脑卒中；10日内的胃肠道出血；15日内的严重创伤；1个月内的神经外科或眼科手术；难于控制的重度高血压（收缩压＞180毫米汞柱，舒张压＞110毫米汞柱）；近期曾行心肺复苏；血小板计数＜$100×10^9$/升；妊娠；细菌性心内膜炎；严重肝肾功能不全；糖尿病出血性视网膜病变；出血性疾病等。对于大面积肺血栓，因其对生命的威胁极大，上述绝对禁忌证也应被视为相对禁忌证。

因而可溶解血栓。它对新鲜血栓效果较好。静脉注射后迅速由肝脏代谢，半衰期约为15分钟，有肝功能损害者半衰期延长。用法：负荷量4400单位/千克，静脉注射10分钟，随后以2200单位/千克·小时持续静脉滴注12小时；另可考虑2小时溶栓方案：20000单位/千克持续静脉滴注2小时。低纤维蛋白原血症及出血性体质者禁用。

（2）重组组织型纤溶酶原激活剂（rt-PA）：可通过其赖氨酸残基与纤维蛋白结合，并激活与纤维蛋白结合的纤溶酶原转变为纤溶酶。可能对血栓有较快的溶解作用，重组组织型纤溶酶原激活剂50～100毫克，持续静脉滴注2小时。

以上两种药物用药期间需监测心电图。使用尿激酶溶栓期间勿同用肝素。用rt-PA溶栓时是否需停用肝素无特殊要求。

肺栓塞溶栓治疗常用哪些药物

肺栓塞如何进行抗凝治疗

（1）尿激酶：可直接使纤维蛋白溶酶原转变为纤维蛋白溶酶，

（1）肝素：静脉注射后均匀分布于血浆，并迅速发挥最大抗凝效果，作用持续3～4小时。在肝脏代谢，经肾排出。半衰期约为1小时。通过激活抗凝血酶Ⅲ而发挥抗凝血作用。

推荐用法：2000～5000单位或按80单位/千克静脉注射，继之以18单位/（千克·小时）持续静脉滴注。在开始治疗后的最初24小时内，每4～6小时测定部分凝血活酶活性，根据部分凝血活酶活性调整剂量，尽快使部分凝血活酶活性达到并维持于正常值的1.5～2.5倍。达稳定治疗水平后，改为每日上午测定1次部分凝血活酶活性。使用肝素抗凝务求达到有效水平。肝素亦可用皮下注射方式给药。一般先给予静脉注射负荷量2000～5000单位，然后按250单位/千克剂量每12小时皮下注射1次。调节注射剂量使注射后6～8小时的部分凝血活酶活性达到治疗水平。

（2）低分子肝素（LMWH）：通过与抗凝血酶Ⅲ及其复合物结合，加强对Ⅹ因子和凝血酶的抑制作用。推荐用法：根据体重给药（单位/千克或毫克/千克），每日1～2次，皮下注射。对于大多数病例，按体重给药是有效的，无须监

测部分凝血活酶活性和调整剂量。各种低分子肝素的具体用法如下。

①达肝素钠：200单位/千克，皮下注射，每日1次。单次剂量不超过18000单位。②依诺肝素钠：1毫克/千克，皮下注射，每12小时1次。③那曲肝素钙：86单位/千克，皮下注射，每12小时1次，连用10日；或171单位/千克，皮下注射，每日1次。单次剂量不超过17000单位。

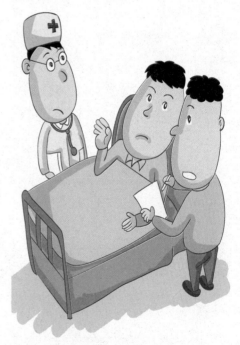

（3）华法林：口服易吸收，生物利用度达100％，半衰期为40～50小时。可以在肝素/低分子肝素开始应用后的第1～3日加用口服抗凝剂华法林，初始剂量为每

日3.0～5.0毫克。由于华法林需要数日才能发挥全部作用，因此与肝素/低分子肝素需至少重叠应用4～5日，当连续2日测定的国际标准化比率（INR）达到2.5（2.0～3.0）时，或PT延长至1.5～2.5倍时，即可停止使用肝素/低分子肝素，单独口服华法林治疗。

老年人肺栓塞有何特点

老年人肺栓塞常见的症状为呼吸困难、胸痛、心动过速和呼吸急促。所有患者至少出现胸痛、呼吸困难或心动过速中的一种症状，有35％的患者上述三种症状同时出现。心电图检查发现窦性心动过速，ST段及T波异常，不完全右束支传导阻滞，在Ⅲ导联出现T波倒置。超声心动图检查中，可表现为正常，可有右心室扩张的表现，可出现轻度的腔静脉扩张，室间隔可向左心室偏移。在老年人中肺栓塞常常被漏诊。只有对此病高度警觉，才能提高诊断的质量，缩短诊断所需时间和改善预后。在老年患者中，呼吸急促（呼吸频率＞16次/分钟）、胸膜炎性

专家提醒

乘坐飞机、火车或汽车时，由于行动不便，长时间坐在狭小的座位上不活动，导致双下肢静脉血液回流减慢，血液淤滞，从而使下肢静脉血液发生凝固，形成血栓。在下地活动后，血栓脱落，随血流经右心室到达肺动脉并在此形成栓塞，引起肺栓塞，使肺血氧交换困难，引起呼吸困难、胸痛、咯血等。因此，提醒长途出行的老年人，特别是有高危病症的老年人群：①要注意在长途出行前备好相应药物，如降糖药、降脂药、扩血管药等。同时最好服用适量的抗凝剂，如小剂量阿司匹林等。②要注意在旅行途中多喝水，多起来走动走动，活动四肢。③近期出现脑梗死、心肌梗死症状的患者，调整出行计划，以确保自身安全。④在旅途中或旅途结束后出现下肢疼痛，肢体明显肿胀时，应抬高下肢，以避免血栓脱落栓塞肺动脉，并尽量不要活动，等候医生处理。⑤突然出现呼吸困难、胸痛等症状时，应立即呼救求医，争取最佳治疗时机。

胸痛、心动过速是最常见的症状和体征，在所有患者中均单独或合并存在。肺栓塞受累的动脉数目、栓塞程度，有无造成肺组织坏死决定了患者的症状。只有20％的老年患者表现为呼吸困难、胸痛咯血。如果呼吸困难不存在，肺栓塞诊断则难以成立。如果患者在表现为极度呼吸困难时并存在昏厥或休克，多提示大块肺栓塞致肺梗死的存在。大约33％老年患者有胸水渗出，通常是单侧的。大概67％的渗出液为血性的（红细胞计数＞100000个/毫升），必须与癌症和创伤区别。

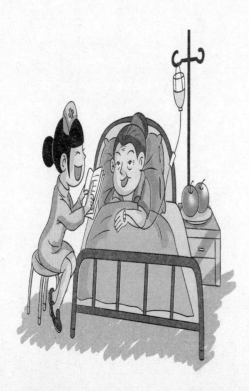

预防肺栓塞有哪些措施

对存在发生深静脉血栓形成、肺血栓栓塞症危险因素的病例，宜根据临床情况采用相应预防措施。采用的主要方法：

（1）机械预防措施：包括加压弹力袜、间歇序贯充气泵和下腔静脉滤器。

（2）药物预防措施：包括小剂量肝素皮下注射，如低分子肝素和华法林。对重点高危人群，包括普通外科、妇产科、泌尿外科、骨科（人工股骨头置换术、人工膝关节置换术、髋部骨折等）、神经外科、创伤、急性脊髓损伤、急性心肌梗死、缺血性脑卒中、肿瘤、长期卧床、严重肺部疾病（慢性阻塞性肺疾病、肺间质疾病、原发性肺动脉高压等）的患者，根据病情轻重、年龄、是否复合其他危险因素等来评估发生深静脉血栓形成、肺血栓栓塞症的危险性，制订相应的预防方案。

专家提醒

肺栓塞是不会传染的。肺栓塞是以各种栓子阻塞肺动脉系统为发病原因的一组疾病或临床综合征的总称，包括肺血栓栓塞症、脂肪栓塞综合征、羊水栓塞、空气栓塞等。没有细菌感染，不会发生传染。

得了肺栓塞该吃什么好

得了肺栓塞后的恢复期注意预防高血压、高血脂、高血糖及高黏血症。饮食宜清淡，少吃高脂肪、高胆固醇、高糖及刺激性食物，多吃杂粮、粗纤维蔬菜和水果。

降压降脂特别推荐：黑木耳、蘑菇、大葱、洋葱、蒜苗、芹菜、紫菜、海带、玉米、豆制品、山楂、西红柿、菠萝、柠檬、苹果等。

另外，提供每日三餐食谱仅供参考：

早餐：枸杞麦片牛奶1杯，煮鸡蛋1个，花卷1个。

中餐：米饭2两，苦瓜炖排骨，豆角炒茄子，西红柿紫菜虾皮汤。

晚餐：鱼片粥1碗，软饼1张（面粉2勺，豆粉1勺，荞麦粉1勺），芹菜胡萝卜炒肉，黄瓜炒木耳。

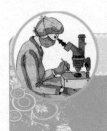

第三节
弥漫性肺泡出血综合征

什么是弥漫性肺泡出血综合征

肺泡出血综合征（AHS）常常为危及生命的严重并发症，多发生在一系列疾病过程中，在不同病因作用下，肺微血管的血液进入肺泡，即发生弥漫性肺泡出血（DAH）。当血液聚集于肺实质内，可发生呼吸困难、咯血、X线胸片为双侧弥漫性肺泡浸润以及贫血等临床特征。

弥漫性肺泡出血综合征主要表现为咯血，患者有不同程度的咯血，很多并无咯血但有明显的贫血，或血红蛋白迅速下降。胸片或CT可见弥漫肺泡充盈浸润影或间质病变。患者基础病可致发热、全身衰弱、肾功能减退，皮肤、神经、肌肉、肝脏等多系统受损，甚至呼吸衰竭及肾衰竭等多脏器衰竭。对急性发作的弥漫性肺泡出血综合征多需机械通气、药物冲击治疗，甚至血浆置换、透析治疗。

弥漫性肺泡出血综合征如何治疗

在活动期肺泡出血的患者，应尽快控制出血，大约40％的患者需要辅助机械通气治疗，但有报道机械通气也增加死亡的危险性。明确诊断，积极治疗原发病，对确诊为免疫性疾病而致的肺泡出血应用皮质类固醇和免疫抑制剂（如环磷酰胺）治疗。皮质类固醇剂量较大，如甲泼尼龙开始剂量为125～250毫克，每6个小时1次，然后根据临床表现在2～4周内逐步减量。伴有免疫复合物沉积的患者可进行血浆置换，对于伴有肾脏损害的患者必要时可进行血液透析。凝血功能失调应积极纠正，对于感染所致的肺泡出血应积极控制感染。应用皮质类固醇和免疫抑制剂治疗时，极易并发感染而导致患者死亡，因此控制感染尤其重要，应根据不同病原给予有效的抗感染药物治疗。

什么是特发性肺含铁血黄素沉着症

特发性肺含铁血黄素沉着症（IPH）为原因不明的间歇性、弥漫性肺出血性疾病。其特点为肺泡毛细血管反复出血，渗出的红细胞溶血后，珠蛋白部分被吸收，而含铁血黄素沉着于肺组织。临床表现为反复发作的咳嗽、咯血及缺铁性贫血。

特发性肺含铁血黄素沉着症的临床表现有哪些

（1）症状

①本病少见，绝大多数为小儿患者，也可见于青少年及成人。

②起病隐袭或突然。典型表现为反复发作的咯血、咳嗽、气急和缺铁性贫血。咯血为少量新鲜血丝或小的血块，大咯血少见。

③可伴有发热、乏力等全身症状。

④长期反复发作可导致肺纤维化、肺源性心脏病，患儿生长受限。

（2）体征：早期肺部体征不明显，偶可闻及湿啰音，少数患者可有肝脾大和淋巴结增大。病程后期可出现贫血貌、杵状指（趾）。肺纤维化明显时肺部可闻及吸气性爆裂音，以及肺动脉高压和肺源性心脏病表现。

特发性肺含铁血黄素沉着症应进行哪些辅助检查

（1）实验室检查

①缺铁性贫血：小细胞低色素性贫血，血清铁、铁蛋白、转铁蛋白饱和度下降，总铁结合力增高，骨髓外铁、铁粒幼细胞减少。

②痰液、支气管肺泡灌洗液（BALF）或胃液分析：痰涂片、支

气管肺泡灌洗液或胃液普鲁士蓝染色可见细胞内有蓝色颗粒，为含铁血黄素颗粒，对诊断具有重要意义。

（2）胸部影像学：不具有特异性。X线胸片可见两肺野弥漫性小斑点状阴影，亦可呈广泛的弥漫性间质性肺炎表现。CT可显示由于出血导致的肺部高密度影，如广泛的小结节及小片状影。反复发作者可有广泛肺间质纤维化表现。

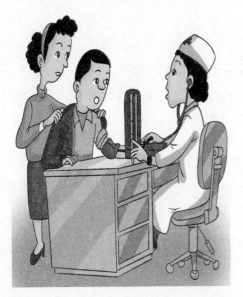

（3）肺功能：急性期由于肺泡内出血，血红蛋白可摄取一氧化碳，导致测定的一氧化碳的弥散量反而增加。后期发生肺间质纤维化后表现为限制性通气功能障碍（FEV 1、VC下降，TLC减少）和弥散功能障碍（一氧化碳的弥散量降低）。

（4）活体组织检查：包括经支气管肺活体组织检查、经胸腔镜肺活体组织检查及开胸肺活体组织检查，找到吞噬细胞中蓝色的含铁血黄素可有助于明确诊断。

（5）需排除其他原因导致的肺含铁血黄素沉着：如摄入铁剂过多、反复大量输血和继发于其他疾病（如慢性心力衰竭等）的肺含铁血黄素沉着症。

 ## 特发性肺含铁血黄素沉着症如何治疗

（1）去除病因：本病病因不明，部分患者可能与饮用牛奶和接触有机磷农药有关，此部分患者停服牛奶，避免接触有机磷农药可能有效。

（2）一般治疗：如卧床休息、氧疗、止血等。

（3）糖皮质激素：用于急性出血时可以缓解症状。

（4）激素不耐受或者效果差者可使用免疫抑制剂。

（5）铁螯合剂：有可能减轻肺纤维化的发生。

第四章

呼吸道传染性疾病

近年来，呼吸道传染性疾病较为流行，治疗时有的没有特效药，有的需要相当长时间。因此搞好预防十分重要。①加强个人卫生，勤洗手。②室内经常通风换气，保持生活、工作环境的空气流通，搞好环境卫生，勤晒衣服和被褥等。经常到户外活动，呼吸新鲜空气，增强体质。③保持良好的个人卫生习惯，打喷嚏、咳嗽和清洁鼻子后要洗手。洗手后用清洁的毛巾和纸巾擦干。不要共用毛巾。④根据天气变化，注意防寒保暖；多参加锻炼，增强自身抵抗疾病能力。⑤注意均衡饮食、定期运动、充足休息、减轻压力和避免吸烟，根据气候变化增减衣服，增强身体的抵抗力。

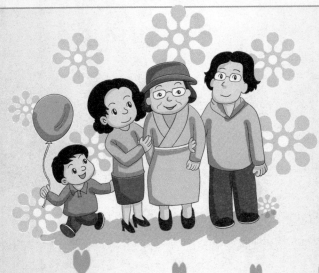

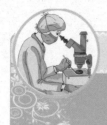

第一节
流行性感冒

 什么是流行性感冒

流行性感冒简称流感，是感染流感病毒引起的急性呼吸道传染病。流行性感冒每年均有不同程度的流行，在北方地区，好发于冬春季节，具有极强的传染性。专家估算，全球每年有6亿～12亿人感染流行性感冒，死亡50万～100万人。

本病的潜伏期一般为1～3日。

（1）症状：表现为畏寒、发热、头痛、乏力、全身酸痛等。体温可达39～40℃，一般持续2～3日后渐退。全身症状逐渐好转，但鼻塞、流涕、咽痛、干咳等上呼吸道症状较显著。

（2）体征：患者呈急性病容，面颊潮红，眼结膜轻度充血和眼球压痛，咽充血，口腔黏膜可有疱疹，肺部听诊仅有粗糙呼吸音，偶闻胸膜摩擦音。症状消失后，仍感软弱无力，精神较差，体力恢复缓慢。

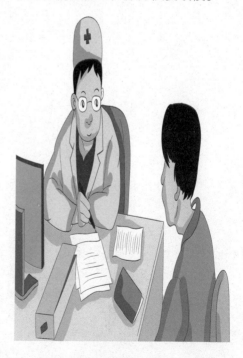

急性期的流行性感冒患者是主要的传染源，病初2～3日感染性

最强，病毒存在于患者的鼻涕、口涎、痰液中，通过说话、咳嗽或打喷嚏等方式散播至空气中，易感者吸入后即能感染。与被污染食具或玩具的接触，也可起传播作用。

流行性感冒应进行哪些辅助检查

（1）血常规：白细胞计数正常或减低，淋巴细胞相对增加。合并细菌性感染时，白细胞计数和中性粒细胞增多。

（2）病毒分离：将急性期患者的含漱液接种于鸡胚羊膜囊或尿囊液中，进行病毒分离。

（3）血清学检查：应用血凝抵制试验、补体结合试验等测定急性期和恢复期血清中的抗体，如有4倍以上增长，则为阳性。应用中和免疫酶试验测定中和滴度，可检测中和抗体，这些都有助于诊断和流行病学调查。

流行性感冒如何治疗

（1）对症治疗：高热与身体

疼痛较重者可用解热镇痛药，但应防止出汗较多所致的虚脱，在小儿中禁用阿司匹林，防止瑞氏综合征的发生。干咳者可用咳必清或可待因。高热、中毒症状较重者，应予以输液与物理降温，密切观察病情，及时处理并发症，如有继发细菌感染时，针对病原菌及早使用适宜的抗生素。发病最初1～2日使用感冒冲剂、板蓝根冲剂，可减轻症状，但无抗病毒作用。

（2）抗病毒治疗：可减少病毒的排毒量，抑制病毒复制，减轻临床症状，并防止病毒向下呼吸道蔓延导致肺炎等并发症。

金刚烷胺：为M_2离子拮抗药，可阻断病毒吸附于敏感细胞，抑制病毒复制，对甲型流行性感冒有效。发病48小时内用药效果好。

用量：成人每日100～200毫克，老人每日100毫克，小儿4～5毫克/（千克·天）；用法：分2次口服，疗程5日；不良反应：口干、头晕、嗜睡、共济失调等神经系统症状。

甲基金刚烷胺：每日100～200毫克，分2次口服，其抗病毒活性比金刚烷胺高2～4倍，且神经系统不良反应少。

如何预防流行性感冒

（1）保持良好的个人及环境卫生。

（2）勤洗手，使用肥皂或洗手液并用流动水洗手，不用污浊的毛巾擦手。双手接触呼吸道分泌物后（如打喷嚏后）应立即洗手。

（3）打喷嚏或咳嗽时应用手帕或纸巾掩住口鼻，避免飞沫污染他人。流行性感冒患者在家或外出时应佩戴口罩，以免传染他人。

（4）均衡饮食、适量运动、充足休息，避免过度疲劳。

（5）每天开窗通风数次（冬天要避免穿堂风），保持室内空气新鲜。

（6）在流行性感冒高发期，尽量不到人多拥挤、空气污浊的场所，不得已必须去时，最好戴口罩。

> **专家提醒**
>
> 在流行性感冒流行高峰前1~2个月接种流感疫苗能更有效发挥疫苗的保护作用。我国推荐接种时间为每年的9~11月。在流行性感冒流行季节前接种流行性感冒疫苗也可减少感染的机会或减轻流行性感冒症状。应该注意的是，由于每年疫苗所含毒株成分因流行优势株不同而变化。所以每年都需要接种当年度的流感疫苗。有效率达到70%~90%，对老年人的有效率达到50%~60%。疫苗可以帮助老年人少生病少住院，即使疫苗不能完全防止疾病，但它确实能减轻疾病的严重性，不管是对老年人还是年轻人。

流感免疫接种的适应人群有哪些

根据美国免疫咨询委员会推荐及中国卫生部门推荐，流感免疫接种推荐人群为：

（1）老年人。

（2）幼儿园儿童及在校的大、中、小学生。

（3）在人员集中的商业、服务业等集体单位工作人员。

（4）患有心、肺慢性疾患（包括哮喘）的成人和儿童。

（5）患有慢性代谢疾患（包括糖尿病，肾功能损伤，血红蛋白病，免疫抑制等疾病）。

（6）18岁以下长期接受阿司匹林治疗的儿童和青少年。

（7）鼓励给6～23个月健康儿童接种。

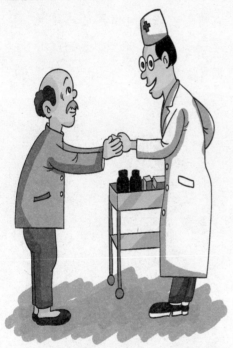

（8）任何想减少患流感的可能性和减低流感症状严重性的自愿接种者。

怀孕3个月以上的孕妇应慎用流感疫苗。此外，以下人群禁止接种流感疫苗：

（1）对鸡蛋或疫苗中其他成分过敏者。

（2）格林巴利综合征患者。

（3）怀孕3个月以内的孕妇。

（4）急性发热性疾病患者。

（5）慢性病发作期。

（6）严重过敏体质者。

（7）12岁以下儿童不能使用全病毒灭活疫苗。

（8）医生认为不适合接种的人员。

 ## 流感疫苗有哪几种，如何选择

目前在我国使用的流感疫苗有三种：全病毒灭活疫苗、裂解疫苗和亚单位疫苗，国产和进口产品均有销售。每种疫苗均含有甲1亚型、甲3亚型和乙型3种流感灭活病毒或抗原组分。这三种疫苗的免疫原性和不良反应相差不大。但需要注意的是，全病毒灭活疫苗对儿童不良反应较大，12岁以下的儿童禁止接种此种疫苗。

不良反应：全病毒灭活疫苗、裂解疫苗和亚单位疫苗的成分都没有感染性，不会引起流感，但是接种疫苗后有可能发生与疫苗接种无关的耦合性呼吸道疾病。局部反应：注射部位短暂的轻微疼痛、红肿。全身反应：接种后可能发生低热不适。一般只需对症处理，不会影响疫苗效果。对鸡蛋蛋白高度过敏者可发生急性超敏反应。注射流感疫苗在一定程度上能预防流感，但是因不能涵盖到所有的病毒株而影响预防效果。如果您正在怀孕或对鸡蛋过敏，请向专业医生询问是否适合注射流感疫苗。

 ## 感冒时存在的误区有哪些

感冒存在的误区有：

（1）乱吃抗生素：感冒时接近七成的人自己买药吃本身并没有错，但动不动就吃抗生素，就不对了。实际上，至少有70%的人在毫无必要的情况下，滥用了抗生素，而多以先锋类、头孢类和大环类为主，抗生素对细菌性感冒有作用，对病毒性感冒则没有什么威力。而绝大多数感冒是由病毒引起的，服用抗菌药对病毒性感冒不仅毫无作用，还会导致耐药。

（2）硬扛着不看医生：由于

感冒是种自限性疾病，对年轻人来说，如果能够忍受头疼、发烧、流鼻涕等确实是感冒引起的症状，"扛"上几天的确能自愈，但久拖不治却可能会延误病情，甚至导致心肌炎、肾炎等。而老年人得了感冒则万万"扛"不得。他们身体状况不好，脏器病变可能性较大，身体各项功能减弱，如有症状不及时治疗，极易诱发并发症，严重的甚至危及生命。

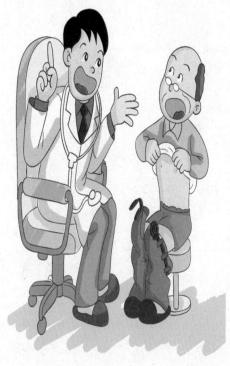

（3）随便乱输液：没有数据表明，输液后能让感冒好得更快。药物直接进入血液所带来的风险比口

服药大，会增加药物不良反应的发生率。但如果感冒者症状较重，如高热不退、频繁呕吐、继发细菌感染（如肺炎等），就应由专科医生诊断，决定是否需要输液。

（4）运动出汗：刚感冒，趁着难受还不明显，去打球、跑步，痛痛快快出身大汗，让感冒的症状减轻一些，这可不是什么治疗感冒的"偏方"，运动的结果只能像"抱薪救火"一样，让小感冒变成大病。运动时，会大量出汗，体内的毒素排出较快，表面上看，可以暂时缓解感冒的症状，但会埋下不小的"隐患"，因为，剧烈的运动后大约24小时内，会出现免疫抑制的情况，在这段时间里，免疫细胞开始"罢工"，进行休息调养，而感冒病毒入侵体内，正需要免疫系统与之斗争，没有免疫细胞，感冒病菌自然分外猖狂，很可能让小感冒演变为病毒性心肌炎、肺炎、风湿病。同时，运动后机体代谢会相对旺盛些，这样大量消耗体内的糖、脂肪、蛋白质等，会削弱身体的抵抗力，"脆弱"的抵抗力在人多的运动场合，常常经不起任何细菌的攻击，加重感冒的程度。

专家提醒

感冒后有条件的话最好去医院做个血常规检查，以判断属于哪种类型的感冒。如果自己给自己开药治的话，出现以下三种情况则应立即去医院治疗：①症状持续一周以上不见缓解；②使用对症药后症状依然没有减轻，比如发烧时吃了退烧药后依然高烧不退；③脏器出现问题，如吐黄痰等。

得了流行性感冒需要注意什么

得了流行性感冒需要注意：

（1）避免吃煎炸食物：会令喉头充血，增加黏膜表面伤口及感染机会。

（2）关窗闭户保温：关了窗，空气流通受阻，室内空气易混浊，微生物含量上升，对呼吸道更不利。

（3）还有很多地方需要注意：切勿吃药消除病症就当痊愈。很多人吃药止住流鼻涕、不再头痛或不再发烧时就当已痊愈，继续工作，这样做其实很不理智，因为感冒实则还未痊愈，不好好休息，等于削减自身的免疫能力。

（4）少吃肥腻食物：猪肉汤、鸡汤等油腻之物，平日食用可能没大问题，但感冒期间饮用，可能会令外感传里，病情加倍严重。

（5）避免病中行房，耗用精力过甚。

（6）不宜洗澡洗头慎防着凉，热水澡后，血管扩张，体温降低，容易再次着凉。洗头后，应避免吹风或开空调，因为头发湿漉漉的，很容易头部受寒。

哪些感冒症状需要警惕

感冒的症状与许多疾病初起时的症状极相似，但又迥然有别，绝不可大意。

（1）人在感冒以后机体抵抗力下降，细菌常常会乘虚而入。所以，当患病数天后发热仍不退，且有脓痰咳出，就应注意细菌的混合感染，应及时到医院诊治，以防转变为支气管炎。

（2）如果发热者还伴有剧烈的恶心、呕吐，且反复发作，则应疑为脑部病变（如脑膜炎等）。如果发热者不想吃油腻食物，且有恶心、呕吐等症状，则应怀疑为传染性肝炎。

（3）感冒有时也可伴发心肌炎，症状往往是在感冒1周之后，有心慌、胸闷、气短、心前区隐约作痛等症状，特别是出现心率过快，超过100次/分钟，或有心律失常时，应及时去医院就诊。

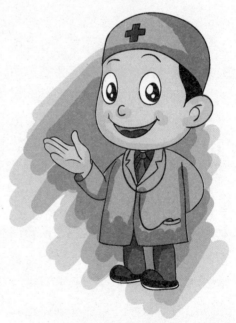

（4）如果起病很急，患者发冷后再发热，且高热不退，体温常在39℃以上，全身酸痛，无食欲，且周围的人也有同样表现，则可疑为流行性感冒。

（5）如果高热不退，还伴有呼吸困难，咳嗽严重，且有口唇发紫症状，则应疑为肺炎。

（6）如果是儿童，哭闹不想吃饭，咽喉部红肿，甚至有白色脓点，则应疑为扁桃体炎。如果小儿发热至第2天，面部及身上开始出现细小的红色小丘疹，分布密且均匀，舌体鲜红，口唇周围有苍白圈，则有可能是猩红热。若发热第5天，身上出现红色斑疹，肝、脾大，神志不清，则有可能是斑疹伤寒。

（7）午后发热，上午体温正常，且同时有乏力、干咳、盗汗等症状，且日渐消瘦，则有可能是肺结核病。

如有以上症状，应及时去医院诊治，切不可随意买药服用。

感冒后咳嗽持续不愈该如何调养

感冒时会有咳嗽的症状，即使是感冒已经痊愈了，咳嗽还是会伴随左右，甚至是久咳不愈。这让很多人头痛，这持续不断的咳嗽该如何调理呢。

感冒后持续不断的咳嗽是慢性

咳嗽。它夜间的症状较白天重，遇到寒冷、灰尘环境或是闻到刺激性气味时还会加重病情。此病随着时间推移可痊愈，只是时间稍长。咳嗽常常频繁而剧烈，甚至还会引发心脑血管性晕厥等并发症。

咳嗽是通过鼻、咽、喉、气管、支气管、肺、胸膜等呼吸器官进行的，因此要从有益于呼吸器官的方面进行调养。

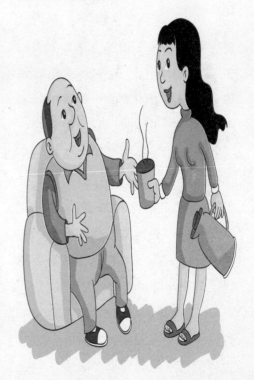

（1）**合理饮食**：一要注重菜品清淡，避免过咸，尽量以清煮为主，减少油腻、辛辣、生冷食物。油腻食物可生痰，导致病情加重，不宜

多食。辣椒、胡椒、生姜等辛辣食物，对呼吸道有刺激作用，使咳嗽加重，最好不吃。二要多食新鲜蔬菜，多吃可以供给多种维生素和无机盐的蔬菜，这样有利于机体代谢功能的修复。梨是有助于缓解咳嗽的有效水果，可以做汤喝。豆制品和瘦肉能补充机体损耗的组织蛋白，并且不会出痰，不会增加患者的痛苦。

（2）调节室内温湿：室内的湿度最好控制在60％～70％为宜。适当的湿度有利于呼吸道黏膜润滑，能把气管内壁的尘埃排出。当室内空气较干燥时，呼吸道黏膜就会变干，血管易破裂出血或痰液不易咳出，导致反复咳嗽。而最方便的办法就是在室内放盆水或用空气加湿器。室内的温度最好控制在25～28℃，保证患者不会因为冷空气的刺激而开始咳嗽。

（3）通风换气：空气混浊不洁，含有可吸入颗粒物是导致咳嗽的原因，厨房的油烟，吸的二手烟都可致使呼吸道黏膜充血，加重咳嗽的程度。所以，要避免室内空气污浊，要经常打开门窗通风换气，不在有烟的地方逗留。

流行性感冒的治疗有哪些

（1）一般处理：流感患者应卧床休息，多饮水，高热和疼痛较严重者给予解热镇痛药。患者不应大量"发汗"，以免引起虚脱和水、盐、电解质平衡紊乱。高热、中毒症状严重者应静脉补液和物理降温。干咳较著者可给予喷托维林等镇咳药，剧烈咳嗽影响休息时可给予可待因。起病初给予中药感冒冲剂、板蓝根冲剂有助于减轻症状。老年流感患者易继发细菌感染，应给予复方阿莫西林、复方氨苄西林、喹诺酮类等抗生素3～5天。

（2）特殊治疗：金刚烷胺、金刚乙胺是有效的抗甲型流感病毒药，能减轻症状、缩短病程，但对乙型无效。起病初应及早给予金刚烷胺，首次剂量为加200毫克口服（有肾功能减退者减半），以后50毫克，2次/天；或金刚乙胺50毫克，2次/天，口服，疗程3～5天。金刚烷胺的不良反应在老年人中较常见，主要表现为兴奋不安、头昏失眠、注意力不能集中、震颤、诱发癫痫等，这些神经系统的不良反应一般是轻度、可逆的。金刚乙胺的不良反应较轻。有细菌性继发感染者给予抗生素治疗。

流行性感冒的并发症有哪些

老年流感随增龄其并发症发生率明显增高。其并发症可分为肺内与肺外两类。

（1）肺内并发症

原发性流感病毒性肺炎：随着典型的流感起病过程，迅速发生持续高热、咳嗽、呼吸困难、发绀、咯血、心悸等，查体可见两肺呼吸音低，细小的吸气性喀啦音，满肺哮鸣音，但无肺实变征。X线检查，弥漫的肺门周围浸润影。白细胞总数低，中性粒细胞减少。流感病毒性肺炎比较少见，好发于原有心肺疾病者，预后险恶，病死率高。

继发性细菌性肺炎：多在流感症状渐有好转时又出现寒战、发热增高、咳嗽加重、咳脓痰、呼吸困难、胸痛、发绀等，查体有肺实变征和密集湿性啰音。白细胞总数高，中性粒细胞升高。X线检查显示为大叶或小叶浸润影。病原菌多为肺炎球菌、金黄色葡萄球菌、嗜血流感杆菌及革兰阴性杆菌。

病毒–细菌混合性肺炎：多在流感病程高峰时起病，咳嗽、咳脓痰、呼吸困难、咯血、心悸。X线检查显示为小叶或大叶性肺炎。除流感抗体滴度升高外痰菌培养阳性。本症经过凶险，预后严重。

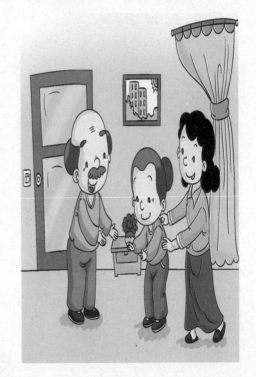

（2）肺外并发症

肌炎：局部或全身横纹肌坏死，表现为肌痛和肌无力，血清肌酸磷酸激酶升高，常合并急性肾衰竭。

心肌炎、心包炎：老年流感患者

偶可合并病毒性心肌炎和心包炎。

中毒休克综合征：这是老年流感患者的一个危险的并发症，多在流感后发生。表现为感染性休克和成人呼吸窘迫综合征，肺炎征象不明显，气管分泌物常可培养出金黄色葡萄球菌。老年流感患者偶可合并格林－巴利综合征、横断性脊髓炎和脑炎。老年患者有时还可出现一时性的嗅觉、味觉缺失。

流行性感冒的预后及预防

流感的预后与以下因素有关：大流行或散发；体质及基础疾病；疫苗或药物预防与否；有无并发症。体质尚好、没有严重心肺疾病、没有合并症的散发病例预后较好；反之则较差，特别是合并有流感病毒性肺炎，或混合性肺炎，或中毒休克综合征者预后十分险恶。预防措施如下：

（1）一般管理：发现患者及早疫情报告，就地隔离患者，积极治疗患者，流行期间减少集体活动，戴口罩。

（2）疫苗预防：尽管流感病毒抗原的漂移性大大影响了疫苗预防的效果，但最好的预防方法仍是灭活病毒疫苗，它含甲、乙两种灭活病毒。老年人每年在流行季节开始前几周应进行流感疫苗接种。国外文献报道，它的有效率为67％～92％，减少住院老人病死率约75%。

（3）药物预防：金刚烷胺、金刚乙胺预防的有效率为75%～90%。在流行季节开始前口服金刚烷胺或金刚乙胺100毫克，1次/天，连续5～7周（同时接种流感疫苗者为2周）。

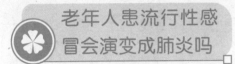
老年人患流行性感冒会演变成肺炎吗

老人流感容易诱发肺炎，而流感组合肺炎对于老年人健康具有很大威胁。因此，在冬春流感流行到来之前，年龄＞60岁的老年人，尤其是患有糖尿病、心血管疾病和呼吸道疾病等慢性疾病的老人，应把流感和肺炎联在一起预防，最好在接种流感疫苗的同时接种肺炎疫苗。

肺炎在老年人群中的病死率也比较高。世界卫生组织公布的资料显示，因流感导致严重并发症，甚至死亡的人群中，90%是老年人和慢性疾病患者，其中大多数是因流感诱发肺部感染所致。流感诱发的肺炎大多数情况下是由肺炎球菌引起。由于近年来抗生素的过度使用，导致很多细菌对抗生素产生不同程度的耐药性，因此通过抗生素治疗肺炎，不仅疗程比较长，治疗成本也较高，效果并不好。对于肺炎，最为积极的预防方法是接种肺炎疫苗。肺炎疫苗每5年接种一次，身体虚弱多病的老人在首次接种5年后再进行第二次补种。另外，由于老人行动不便，还可以在接种流感疫苗的同时接种肺炎疫苗。

老年人流行性感冒有什么特点

感冒是一种常见疾病，若老年人患病后，处理不当，常会引起严重后果甚至危及患者生命。老年人的感冒往往具有下述特点。

（1）患病率高，容易发病：老年人随着年龄的增长，其御寒能力、抵抗力下降，机体适应能力差，每遇天气变化，极易诱发感冒。

（2）症状隐匿而不明显：部分老年人感冒后，尤其是在感冒初期，症状常不明显，仅有轻度头痛、乏力、鼻塞不适等，往往发热不明显或不重。由于症状较轻，缺乏特异性，往往不被重视，易导致误诊和延误病情。

（3）并发症多：老年人全身许多器官和系统的功能处于衰竭边缘，极易受多种因素影响而出现障碍，产生各种并发症，常诱发心力衰竭或呼吸衰竭而危及生命。

（4）治疗困难：老年患者自身免疫力低，对各种病原体抵抗力弱，所以，病原体难以被局限、消灭，病程常常迁延。同时，由于合并症多，治疗也较复杂，而且老年人心、肺、肝、肾功能欠佳，使临床用药受到许多限制，如输液不能过多、过快，所用药对肝、肾功能损害不能太重等。这些，均会对治疗效果产生不利的影响。

老年人流行性感冒需警惕心肌梗死吗

大多数老年人都患有不同程度的心脑血管疾病如高血压、高血脂、冠状动脉粥样硬化性心脏病等，这些老人一旦感染流行性感冒，很容易诱发和加重原有的慢性病症状，并极易导致肺炎、心肌炎、心肌梗死、脑卒中、甚至造成死亡。流行性感冒与心血管疾病关系密切，研究显示，年龄＞60岁的患者每年流行性感冒患病率高达16%，19%的心肌梗死患者有上呼吸道感染的病史。

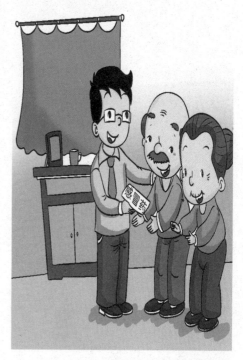

值得一提的是：流感病毒可以通过炎症引发心血管疾病，急性心肌梗死和脑卒中都有在冬季高发的特征，心脏病死亡每年的最高峰与流行性感冒和呼吸系统感染最高峰的波峰是一致的。很多患者在发生心肌梗死和脑卒中前7～10天，往往有呼吸道感染，证实了流行性感冒可诱发和加重心血管疾病。

流行性感冒可引起全身炎性反应，这对老年人的影响尤其大，因为老年人多有动脉粥样硬化或其他慢性疾病，同时器官功能减退、免疫能力下降，因此在感染流感病毒后，炎性反应会影响血管内皮功能、抑制血管舒张、促进凝血以及导致粥样斑块不稳定，从而引发心血管疾病。机体对病毒感染的炎性反应导致修饰性低密度脂蛋白自身抗体的产生，该自身抗体能引起动脉粥样硬化性血管损伤病变的进展，另外病毒直接定植于血管壁，通过激活抗原呈递细胞引发局部细胞的自身免疫反应。这一系列的反应能促发血管内斑块破裂和血栓形成，导致急性心肌梗死和脑卒中的发生。

专家提醒

老年人由于逐渐衰老，身体机能也会有所下降。由于气候变化、身体受凉、过度劳累等因素均容易引起感冒。近年来，美国宾夕法尼亚大学的戈廉诺教授研究发现不良生活方式也可引起感冒。可引起感冒的常见不良生活方式主要有：①饮食不当引起感冒；②足部受凉引起感冒；③不良卫生习惯引起感冒；④不良情绪引起感冒；⑤运动过少引起感冒；⑥不合理用药引起"感冒"。

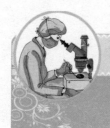

第二节
人禽流感

 什么是禽流感

禽流感是由禽流感病毒引起的一种从呼吸系统到全身败血症等多种症状的传染性疾病综合征。禽流感病毒根据其对鸡致病性的强弱可分为高致病性和低致病性两种。高致病性禽流感病毒可引起鸡群高达100％病死率。迁徙的野禽可以长距离携带病毒（病毒在其肠道内复制），从粪便和其他分泌物中排出大量病毒，沿途感染家禽。被野禽污染同时又有家禽分布的水源是禽流感重要的传播链。

 什么是人禽流感

人禽流行性感冒（简称人禽流感）是由禽甲型流感病毒某些亚型中一些毒株引起的急性呼吸道传染病。尽管目前人禽流感只是在局部地区出现，但考虑到人类对禽流感病毒普遍缺乏免疫力，人类感染H5N1型禽流感病毒后的高病死率以及可能出现的病毒变异等，世界卫生组织认为，该疾病可能是对人类存在潜在威胁最大的疾病之一。禽甲型流感病毒除感染禽外，还可感染人、猪、马、水貂和海洋哺乳动物。到目前为止，已证实感染人的禽流感病毒亚型为H5N1、H9N2、H7N7、H7N2、H7N3等，其中感染H5N1的患者病情重，病死率最高。

在很长时间里，人们都认为禽流感病毒不会传染给人，直到1997年，香港地区发生了全球首例人感染H5N1型禽流感病毒的病例，引起了人们对禽流感的普遍关注。当时18人感染H5N1，其中6人死亡，并有9例是10岁以下的儿童。1999年，这种病毒在香港重现，2人感染。2003年，在韩国首先报道发生H5N1亚型禽流感，随后在日本、中国台湾（H5N2）、越南、泰国和印度尼西亚等国家和地区暴发H5亚型禽流感，随后，中国也向世界宣布中国大部分地区暴发了高致病性禽流感，有数十人感染，导致23人死亡，并最终导致上亿只禽类感染或被扑杀，损失超过上百亿美元，给农业带来了严重后果。

人禽流感是怎样传播的

主要为病禽、健康带毒的禽，特别是感染H5N1亚型病毒的鸡、鸭。尚无证据表明，其他哺乳动物在自然条件下可将流感病毒直接传给禽类。也无证据说明"加过工的禽类产品或食品能传播禽流感"，尚未见因饮食而感染禽流感的病例。尚无证据显示禽流感患者可作为传染源。病毒在禽类的呼吸道和肠道内繁殖，可从呼吸道、结膜和粪便中排出，粪便中排出的病毒量最大。禽流感病毒广泛存在于许多家禽（如火鸡、鸡、珍珠鸡、鹅、鸭等）以及野禽（如天鹅、海鸥、野鸭等）之中，而迁徙的水禽特别是野鸭，排出病毒的机会最多。自然条件下，禽流感的传播途径尚不完全清楚。目前认为，禽流感病毒传播给人类主要有以下三种途

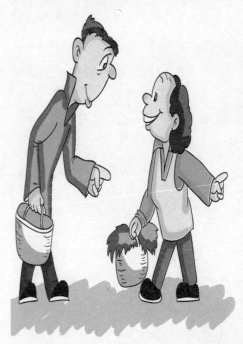

径：①直接密切接触传播：如饲养鸡，接触受感染的家禽或其粪便而感染。②空气飞沫传播：禽类分泌物、排泄物的病毒以气溶胶的形式存在于空气飞沫中，经吸入感染。③粪-饮水-口传播：禽类泄殖腔、

粪便、湖水中的病毒污染食物、饮水等，经消化道摄入感染。目前尚无人与人之间传播的确切证据。还存在垂直传播（感染禽流感的火鸡下的蛋中曾分离出病毒）；通过人的机械传播（只有个别禽流感可直接感染人，而尚无人或其他哺乳动物直接感染禽的证据）；蚊虫叮咬有可能传播，但尚无确凿证据。人工感染途径包括气溶胶、鼻内、副鼻窦内、气管内、口、眼结膜、肌肉内、静脉内、泄殖腔内、脑内接种等。

人禽流感有哪些临床表现

潜伏期在7天以内，一般为3~4天。由于尚无人与人之间传播的确切证据，人感染禽流感后的传染期尚不确定。在潜伏期内有传染的可能性。不同亚型的禽流感其临床表现也有所不同。H5N1型禽流感病毒感染的临床表现较重，急性起病，早期表现与其他流感非常相似，最常见的是以持续高热起病，体温大多持续在39℃以上，伴有全身不适、头痛、关节和肌肉酸痛，热程1~7天，一般2~3天。其他症状有流涕、鼻塞、咽痛、咳嗽、气促等，部分患者可有恶心、腹痛、腹泻稀水样便等消化道症状。半数有肺部实变体征，少数患者病情发展迅速，出现进行性肺炎，或发生急性呼吸窘迫综合征、肺出血、胸腔积液、心力衰竭、肾衰竭等多器官功能衰竭、败血症休克及瑞氏综合征等。人类H5N1型禽流感病毒感染后病死率较高，如不及时治疗，可达30％以上。死亡原因主要是呼吸衰竭、心力衰竭、气胸和肾衰竭。H9N2和H7N7型禽流感病毒感染的临

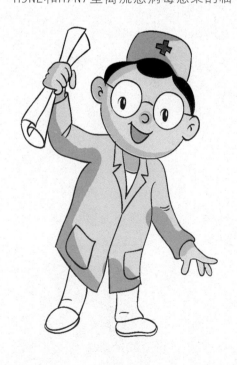

床表现较轻，其主要临床表现仅为一般的发热等流感样症状、结膜炎或上呼吸道有感染症状，少数人并发肺炎，极少发生死亡。

专家提醒

戴口罩犹如给呼吸道设置了一道"过滤屏障"，使病毒和细菌不能进入人体。但口罩没必要出门就戴，在进入医院看病、探视患者或空气不流通的地方，建议戴上12层以上的棉纱口罩。口罩最好"四小时一更换、一用一消毒"，家庭可用微波炉消毒或用蒸汽熨斗熨烫。

禽流感病毒对理化因素的抵抗力如何

（1）禽流感病毒是囊膜病毒，对乙醚、氯仿、丙酮等有机溶剂均敏感。

（2）常用消毒剂容易将其灭活，如氧化剂、稀酸、十二烷基硫酸钠、卤素化合物（如漂白粉和碘剂）等都能迅速破坏其传染性。

（3）对热比较敏感，65℃加热30分钟或煮沸（100℃）2分钟以上可灭活。

（4）在粪便中可存活1周，在水中可存活1个月，在pH<4.1的条件下也具有存活能力。

（5）病毒对低温抵抗力较强，在有甘油保护的情况下可保持活力1年以上。

（6）在直射阳光下40～48小时即可灭活，如果用紫外线直接照射，可迅速破坏其传染性。

如何诊断禽流感

根据流行病学史、临床表现及实验室检查结果，排除其他疾病后，可以作出人禽流感的诊断。

（1）医学观察病例

①流行病学史，到过禽流感流行区，或与患病的禽类及其分泌物有密切接触史，1周内出现临床表现者。②与人禽流感患者有密切接触史，在1周内出现临床表现者。对于被诊断为医学观察病例者，医疗机构应及时报告当地疾病预防控制机构（按预警病例报告），并对其进行7日医学观察。

（2）疑似病例：有流行病学史和临床表现，患者呼吸道分泌物标本采用甲型流感病毒和H亚型单克隆抗体抗原检测阳性或核酸检测阳性者。

（3）确诊病例：有流行病学史和临床表现，从患者呼吸道分泌物标本中分离出特定病毒或采用RT-PCR法检测到禽流感H亚型病毒基因，且发病初期和恢复期双份血清抗禽流感病毒抗体滴度有4倍或以上升高者。

管吸出物或呼吸道上皮细胞）中分离禽流感病毒。④血清学检查：发

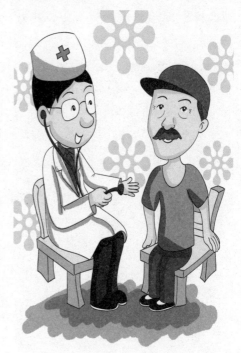

人禽流感应进行哪些辅助检查

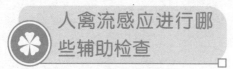

（1）实验室检查

①外周血常规：白细胞计数一般正常或降低，重症患者多有白细胞计数及淋巴细胞下降。②病毒抗原及基因检测：取患者呼吸道标本采用免疫荧光法（或酶联免疫法）检测甲型流感病毒核蛋白抗原（NP）及禽流感病毒H亚型抗原。还可用逆转录聚合酶链式反应法检测禽流感病毒亚型特异性H抗原基因。③病毒分离：从患者呼吸道标本（如鼻咽分泌物、口腔含漱液、气

病初期和恢复期双份血清抗禽流感病毒抗体滴度有4倍或以上升高，有助于回顾性诊断。

（2）胸部影像学检查：重症患者胸部X线检查可显示单侧或双侧肺炎，少数可伴有胸腔积液等。

人禽流感如何治疗

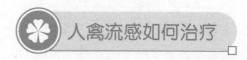

（1）对症治疗：可应用解热药、缓解鼻黏膜充血药、止咳祛痰

药等。小儿禁用阿司匹林或含阿司匹林以及其他水杨酸制剂的药物，避免引起小儿瑞氏综合征。

（2）抗流感病毒治疗：应在发病48小时内试用抗流感病毒药物。

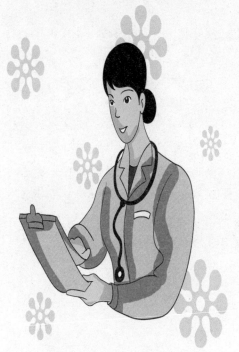

①神经氨酸酶抑制剂：奥司他韦（达菲）为新型抗流感病毒药物，试验研究表明对禽流感病毒H5N1和H9N2有抑制作用。成人剂量每日150毫克，小儿剂量每日3毫克/千克，分2次口服，疗程为5日。②离子通道M_2拮抗药：金刚烷胺和金刚乙胺可抑制禽流感病毒株的复制。早期应用可阻止病情发展、减轻病情、改善预后。金刚烷胺成人剂量每日100～200毫克，小儿5毫克/（千克·天），分2次口服，疗程5日。治疗过程中应注意中枢神经系统和胃肠道不良反应。肾功能不全者酌减剂量。有癫痫病史者禁用。③利巴韦林：具有广谱强效抗病毒的作用。气溶胶吸入给药，或0.1～0.2克，每日3次，口服，疗程一般3～5日。④干扰素：早期应用α-干扰素有一定疗效。肌内注射：500万单位，每日1次，疗程根据病程而定。

 如何预防人禽流感

（1）加强体育锻炼，注意补充营养，保证充足的睡眠和休息，以增强抵抗力。

（2）尽可能减少与禽类不必要的接触，尤其是与病禽、死禽的接触。勤洗手，远离家禽的分泌物，接触过禽鸟或禽鸟粪便，要注意用消毒液和清水彻底清洁双手。

（3）应尽量在正规的销售场所购买经过检疫的禽类产品。

（4）养成良好的个人卫生习惯，加强室内空气流通，每日1～2次开窗换气半小时。吃禽肉要煮熟、煮透，食用鸡蛋时蛋壳应用流水清洗，应烹调加热充分，不吃生的或半生的鸡蛋。要保证充足的睡眠和休息，均衡的饮食，注意多摄入一些富含维生素C等增强免疫力的食物。经常进行体育锻炼，以增加机体对病毒的抵抗能力。

（5）学校及幼儿园应采取措施，教导小儿不要喂饲禽鸟，如接触禽鸟粪便后，要立刻彻底清洗双手。外出在旅途中，尽量避免接触禽鸟，如不要前往观鸟园、农场、街市或到公园活动；不要喂饲白鸽或野鸟等。

不要轻视重度上呼吸道感染，禽流感的病症与其他流行性感冒病症相似，如发热、头痛、咳嗽及咽喉痛等，在某些情况下，会引起并发症，导致患者死亡。因此，若出现发热、头痛、鼻塞、咳嗽、全身不适等呼吸道症状时，应戴上口罩，尽快到医院就诊，并务必告诉医师自己发病前是否到过禽流感疫区，是否与病禽类接触等情况，并在医师指导下治疗和用药。

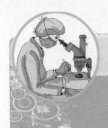

第三节
传染性非典型肺炎

什么是传染性非典型肺炎

传染性非典型肺炎（以下简称"非典"）是由一种新冠状病毒引起的一种急性呼吸道传染病。世界卫生组织将其命名为严重急性呼吸综合征（SARS）。主要临床表现为发热、血白细胞计数正常或降低、肺部炎症，严重者可以引起急性肺损伤、成人呼吸窘迫综合征、甚至多脏器功能衰竭而致死。本病起病急，进展快，传染性较强，病死率较普通肺炎高，合理的综合治疗可以降低病死率。同一家庭或同一单位（如医院内同一科室、学校内同一班级等）在2周内发生2例或2例以上的疑似非典型肺炎病例，即称之为非典型肺炎暴发。

主要是近距离空气飞沫传播。也可通过接触患者的呼吸道分泌物而污染手、玩具等经口鼻黏膜、眼结膜而传播。

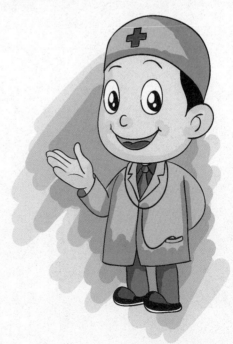

人群普遍易感，各年龄组可发病。高危人群是患者的密切接触者，主要是患者的家庭成员、与患者同一病室的病友、照料患者的医护人员、护工、患者的探视者等。患者病后可以获得较持久的免疫力。

传染性非典型肺炎有哪些临床表现

潜伏期2~14天，一般为4~5天。患者起病后即有传染性，疾病进展期（病程第4~9天）的传染性最强。尚无证据显示处于潜伏期的患者有传染性，也无证据显示出院后的恢复期患者有传染性。

（1）起病：起病急，以发热为首发症状，多为高烧，偶有畏寒。

（2）全身中毒症状：头痛、关节酸痛、乏力、胸痛、腹泻等。

（3）呼吸系统症状：起病初期多为干咳、少痰；病程第2周，可有较为频繁的刺激咳嗽，咳白色黏痰，如合并细菌感染或真菌感染，痰色可变黄或呈无色泡沫状；严重者出现呼吸加速，气促，或进展为急性呼吸窘迫综合征。

（4）肺部体征：早期不明显，随病情进展，肺部听诊可闻及中量或大量湿性啰音，病情较重者呈现肺实变体征。

（5）重症患者：可发生其他脏器，如肝、心、肾等受累的表现，甚至发生多脏器功能衰竭。

传染性非典型肺炎的诊断标准是什么

按卫生部颁发的"非典"诊断标准，作出诊断。

（1）流行病接触史：发病前曾与患者有过密切接触，或属于受传染群体的发病者之一，或有明确传染他人的证据；或发病前两周内到过的或居住的地区曾报告有SARS流行；或有职业暴露史。

（2）临床症状：起病急，以发热为首发症状，体温一般高于38℃，偶有畏寒；可伴有头痛，关节、肌肉酸痛，乏力，腹泻，干咳，少痰，可有胸闷，严重者出现气促，或明显呼吸窘迫。

（3）实验室检查

外周血象：早期白细胞总数

不升高，或降低，中性粒细胞可增多。晚期合并细菌性感染时，白细胞总数可升高。部分患者血小板可减少。多数重症患者白细胞总数减少，CD4淋巴细胞减少。

血生化及电解质：多数患者出现肝功能异常，丙氨酸氨基转移酶（ALT）、乳酸脱氢酶（LDH）、肌酸激酶（CK）升高。少数患者血清白蛋白降低。肾功能及血清电解质大都正常。

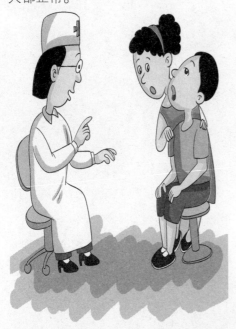

血气分析：部分患者出现低氧血症和呼吸性碱中毒改变，重者出现Ⅰ型呼吸衰竭。

病原分离培养和鉴定：采集患者呼吸道分泌物、排泄物、血液等标本，进行相关病原学检查，继发细菌感染时痰及血培养可阳性。

血清学检查：采集患者双份血清送省级疾控机构进行血清学检查。

外周血白细胞计数一般不升高或降低；常有淋巴细胞计数减少；细胞免疫功能检查常见T-淋巴细胞CD4降低。

（4）肺部X射线影像学检查：呈不同程度的片状、斑片状浸润阴影或呈网状改变，部分患者进展迅速，呈大片状阴影。常为多叶或双侧改变，吸收消散缓慢。肺部阴影与症状体征可不一致。若一次检查阴性，应在1～2天内再复查一次。

（5）抗生素治疗无明显效果。

（6）诊断标准

临床诊断病例：对于有"非典"流行病学依据，有症状，有肺部X射线影像改变，并能排除其他疾病诊断者，可以做出"非典"临床诊断。在临床诊断的基础上，若分泌物SARS-COV RNA检测阳性，或血清SARS-COV抗体阳转，或发病早期与恢复期抗体滴度呈4倍及以上增长，可做出确定诊断。

疑似病例：对于缺乏明确流行

病学依据，但具备其他"非典"临床症状支持证据且可初步排除其他疾病者，可以作为疑似病例，需进一步进行流行病学追访，进行病原检查明确。

对于有流行病学依据，有临床症状，但尚无肺部X射线影像学变化者，也应作为疑似病例，动态复查X射线胸片或胸部CT，一旦肺部病变出现，在排除其他疾病的前提下，可以做出临床诊断。

专家提醒

传染性非典型肺炎如何与普通流感鉴别？流感是流行性感冒的简称，是由流感病毒引起的急性呼吸道传染病，病原体为甲、乙、丙三型流行性感冒病毒，通过飞沫传播。临床上有急起高热、乏力，全身肌肉酸痛和轻度呼吸道症状，病程短，有自限性，老年人和伴有慢性呼吸道疾病或心脏病患者易并发肺炎。非典型肺炎与流感具有一些相似的临床表现，如发热、全身酸痛、乏力、咳嗽、咽痛等。但流感通常数日后好转，较少出现肺炎。

医学观察病例：对于近2周内有与"非典"患者或疑似"非典"患者接触史，但无临床表现者，应自与前者脱离接触之日计，进行医学隔离观察2周。

主要是近距离空气飞沫传播。也可通过接触患者的呼吸道分泌物而污染手、玩具等经口鼻黏膜、眼结膜而传播。

传染性非典型肺炎如何治疗

（1）一般治疗：对患者实施严格的呼吸道隔离，最好能采取空气过滤单向层流式隔离，防止传染。医护人员应密切观察患者的病情、情绪，尤其是已被转入重症监护病房的重型患者，更应严密观察。了解患者的心、肺、肝、肾等功能状态，根据病情发展做必要的检查，如血常规、尿常规、粪常规、肝功能、肾功能、血气分析、心肌酶、胸部X线检查和腹部超声波检查等。一旦出现异常，及时做相应处理。

（2）支持治疗

补充能量：给予易消化、易吸收的食物，注意补充维生素及有机盐。对高热、恶心、呕吐、腹泻、消化不良的患者，宜适量滴注葡萄糖液、复方氨基酸、维生素、氯化钠、氯化钾、脂肪乳、人血白蛋白、血浆等。

吸氧：对中毒症状明显、肺部阴影扩散、呼吸困难的患者及时做鼻罩持续正压吸氧。若鼻罩持续正压吸氧仍未能控制病情的发展，给予气管插管、呼吸机吸氧。吸氧浓度的高低和吸氧时间需根据患者的临床表现和动脉血氧饱和度进行调整。患者血氧饱和度应维持在93%以上。全日持续辅助通气，但允许于饮水、服药、进食、咳痰和口腔清洁等时候短暂停用。

维持水电解质和酸碱平衡：患者病情较重，饮食减少，咳嗽、腹泻等较易诱发脱水，导致血容量不足。然而，尿量减少、大量输液、大量应用肾上腺皮质激素等又易导致钠潴留，继而发生肺水肿、脑水肿、低钾血症，代谢性酸中毒治疗过程中应随时注意水、电解质紊乱和酸碱平衡失调的发生，一旦发现异常应及时做相应的纠正。

（3）对症治疗

减轻呼吸困难：非典患者常有胸痛、咳嗽，早期多为逐渐出现痰量增多。对剧烈咳嗽者，应给予镇咳、除痰的药物改善症状。当患者出现胸闷、呼吸急促、呼吸困难时，应予吸氧，可酌情选择面罩持续气道正压吸氧或呼吸机吸氧。出现呼吸、循环衰竭的严重病例宜应用监护仪系统治疗。

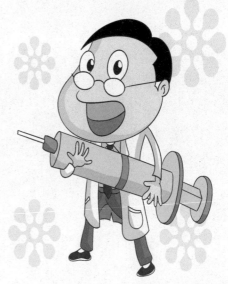

消除肺水肿：患者的肺部炎症、水钠潴留、心功能下降，较易发生肺水肿。吸氧、应用激素和利尿药物等有助于减轻肺水肿。与此同时，应注意维持适宜的血容量。

缓解症状：临床实践证明，激素对危重的非典患者减轻症状、阻止肺部阴影的扩散、防治肺纤维化都有一定疗效。但应注意激素的应用可出现多种不良反应，如引起痤疮、毛细血管扩张、糖尿病、高血压、免疫力下降、胃溃疡等。大剂量应用激素可诱发股骨头坏死。静脉滴注甘草甜素（强力宁）、甘草酸二胺等甘草制剂有类激素效应，对保护重要脏器有一定作用。成年人每日常用甘草酸二胺30～50ml，疗程为2～4周。

控制体温：若患者的体温超过38.5℃应给予解热镇痛药，如阿司匹林、复方氨基比林、安乃近等，但小儿不宜应用阿司匹林制剂。必要时可加用冰敷、乙醇擦浴等物理降温措施。

增强免疫功能：重型病例可静脉滴注人体丙种球蛋白、静脉滴注胸腺素，以提高机体的免疫力。

怎样预防传染性非典型肺炎

（1）勤洗手：是预防病毒传染的第一道防线。要时常保持双手洁净，洗手时手心、手背、手腕、指尖、指甲缝都要清洗，肥皂或洗涤液要在手上来回搓10～15秒，整个搓揉时间不应少于30秒，最后用流动水冲洗干净。有条件的，应照此办法重复两到三遍。触摸过传染物品的手，至少应搓冲六遍。

（2）勤洗脸：脸部容易寄居病毒。非典型肺炎的病原体主要是通过鼻、咽和眼侵入人体的。洗脸可把病毒清洗掉，使鼻、口腔和眼等病菌容易侵入的部位保持洁净，大大减少感染的机会。

（3）勤饮水：春季气候多风干燥，空气中粉尘含量高，鼻黏膜容易受损，勤饮水可以使黏膜保持湿润，增强抵抗力。同时，勤饮水还便于及时排泄体内的废物，有利于加强机体的抗病能力。

（4）勤通风：室内经常通风换气，可稀释减少致病的因子。非典型肺炎是呼吸道传染病，主要通过近距离空气飞沫传播。空气流通后，病原菌的浓度稀释了，感染的可能性就很小。使用空调的房间更要注意定时开窗通风。

第四节 肺结核

 什么是结核病

结核病是由结核杆菌感染引起的全球性的传染病。它的传染和流行不分地区、种族、性别和年龄等因素。因此，每一个人都有可能因结核杆菌感染而罹患结核病。就人体来说，除了毛发和指（趾）甲外，各种组织和器官都可发生结核病变，但以肺部最常见。因此，人们习惯按结核病的发生部位将它分为两大类：发生于肺部的结核病称为肺结核，发生于肺部以外的结核病称为肺外结核。

结核病是世界上出现最早、分布最广的慢性传染病，其危害人类健康已有数千年的历史。在有效的抗结核药物及预防结核的卡介苗出现之前，结核病曾猖獗一时，死亡率高达70％以上。在欧洲，人们把结核病称为"白色瘟疫"，在我国素有"奔马痨"之称。由此可见，当时结核病对人类健康威胁是相当大的。

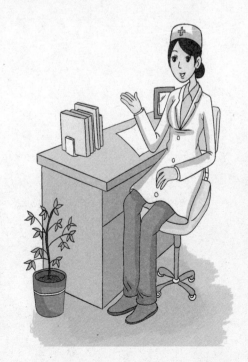

自从有效的抗结核药物问世和大力推广卡介苗预防接种以来，结核病得到了有效的控制，其患病率、死亡率较以前明显下降。

人类在同结核病的长期斗争中取得了可喜的成绩，但由于我国地域广阔，人口众多，各地区之间抗结核工作的开展并不平衡，结核病仍是一种较常见的传染病。为此，有必要普及结核病的有关常识，在预防为主的前提下，提高警惕，做到无病早防，有病早治。

结核菌有哪些主要特点

结核菌除了在实验室的培养基里能生长外，在体外不能生长和繁殖，但在一定条件下能够维持生存并保持相当长的致病力。例如，痰里的结核菌在夏天日光直接暴晒下2小时，或在100℃沸水里1分钟就可能被杀死，但在阴暗潮湿的地方可以生存几周或几个月，在0℃或0℃以下甚至可以生存4～5个月。可见，结核菌在阴暗潮湿或低温条

件下有较强的抵抗力，而高热特别是湿热条件下就会迅速被杀灭。

结核菌对消毒药物也有较强的抵抗力，特别是痰中的结核菌。常用的消毒药，如70％乙醇、5％苯酚、5％～10％煤酚皂溶液或5％过氧乙酸溶液等，要杀死痰里的结核菌需要2～12小时。这是因为结核菌包裹在黏液里，如果用消毒药进行消毒，痰里的黏液就会凝固而形成包膜，使药物不容易直接对结核菌发生作用。

紫外线也有一定的消毒作用，距1米范围内的结核菌，10分钟就可以被杀死，而距离越远，杀菌效力就会越减弱。

肺结核分几种类型

（1）原发型肺结核：含原发综合征及胸内淋巴结结核。多见于少年儿童，无症状或症状轻微，多有结核病家庭接触史，结核菌素试验多为强阳性，X线胸片表现为哑铃形阴影，即原发病灶、引流淋巴管炎和肿大的肺门淋巴结，形成典型的

原发综合征。

（2）血行播散型肺结核：含急性血行播散型肺结核（急性粟粒型肺结核）及亚急性、慢性血行播散型肺结核。急性粟粒型肺结核多见于婴幼儿、青少年，X线胸片和CT检

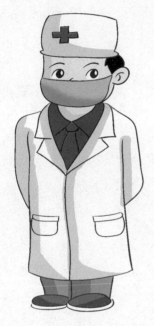

查开始为肺纹理粗乱，在症状出现2周左右可发现由肺尖至肺底呈大小、密度和分布均匀的粟粒状结节阴影，结节直径2毫米左右。

（3）继发型肺结核：多发生在成年人，病程长，易反复。临床特点如下：

①浸润性肺结核。浸润渗出性结核病变和纤维干酪增殖病变多发

生在肺尖和锁骨下，影像学检查表现为小片状或斑点状阴影，可融合和形成空洞。

②空洞性肺结核。空洞形态不一，多由干酪渗出病变溶解形成洞壁不明显的、多个空腔的虫蚀样空洞。③结核球。多由干酪样病变吸收和周边纤维膜包裹或干酪空洞阻塞性愈合而形成。④干酪样肺炎。多发生在机体免疫力和体质衰弱、又受到大量结核分枝杆菌感染的患者，或有淋巴结支气管瘘，淋巴结中的大量干酪样物质经支气管进入肺内而发生。⑤纤维空洞性肺结核。特点是病程长，反复进展恶化，肺组织破坏严重，肺功能严重受损，常见胸膜粘连和代偿性肺气肿。

（4）结核性胸膜炎：含结核性干性胸膜炎、结核性渗出性胸膜炎、结核性脓胸。

（5）菌阴肺结核：菌阴肺结核为三次痰涂片及一次培养阴性的肺结核。其诊断标准为：典型肺结核临床症状和胸部X线表现；抗结核治疗有效；临床可排除其他非结核性肺部疾患；结核菌素试验（PPD）皮

试强阳性，血清抗结核抗体阳性；痰结核菌聚合酶链反应（PCR）和探针检测呈阳性；肺外组织病理证实结核病变；支气管肺泡灌洗液中检出抗酸分枝杆菌；支气管或肺部组织病理证实结核病变。

（6）肺外结核，按部位和脏器命名，如骨关节结核、肾结核、肠结核等。

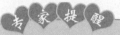

专家提醒

肺结核患者多出现发热，其特点为：除急性暴发的肺结核可有高热外，通常是较长期的低热，体温常在37～38℃。体温不稳定，波动性大，早晚可相差1℃以上，稍事劳动后体温就上升，经休息30分钟以上仍不能复原。发热通常在16：00～20：00，所以又称"潮热"。如有弛张型高热，即早晚热度相差2℃以上，应考虑有无严重的结核播散或没有控制的肺外结核，如结核性脑膜炎、肠结核、肝结核、肾结核等。当然，除发热外应伴有相应的其他结核症状。如有盗汗、食欲缺乏、咳嗽、咳痰、咯血等变化，对肺结核的诊断有重要意义。

查痰对肺结核的诊治有何价值

痰液检验是医院呼吸科，特别是结核病防治医院需要经常进行的一项检查。不管是已确诊肺结核，还是怀疑肺结核，均需经常查痰（主要查痰中有无结核杆菌及结核杆菌量的多少）。许多人对此不解，下面分别介绍查痰在肺结核诊治方面的重要价值。

（1）在诊断方面：痰中查到结核杆菌是确诊肺结核的最重要的证据。有专家认为，一个肺结核患者的诊断，在未查到结核杆菌之前总是令人难以信服的。可见，痰液结核杆菌检查对肺结核的诊断是多么重要。以前，人们把X线检查作为诊断结核病的第一手段，这是不科学的。因为X线检查受人为的因素影响较大，据日本中村建一等报道，有192名医师参加的70毫米缩影片结果判断，假阳性率为2.0％～17.6％，对9000个患者前后摄2张胸片的疗效判断（进步、无改变、恶化）中，读片者意见分歧达2.7％～30％，同一医师本人两次读片意见相矛盾的为19％～24％。所以说，X线检查对肺结核的诊断准确性差。痰结核菌检查不仅特异性强，人为的误差小，而且操作简单，便于推广。在临床上，它还是鉴别某些疾病的重要手段。

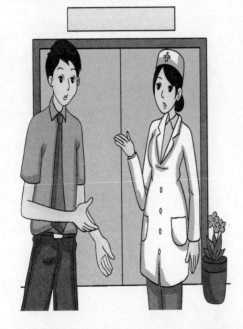

（2）在治疗方面：痰结核菌检查，是判断疗效的重要指标。评价一个化疗方案效果如何，主要是看接受该方案治疗的患者的痰菌变化情况。如果痰菌阴转快，阴转率高，则近期疗效好；治疗结束后，痰菌复阳率低，则远期疗效好。那么，这个化疗方案是一个理想的化疗方案，否则是不能应用临床治疗的。任何一个化疗方案，如果规律服药达6个月或6个月以上，而痰结核菌仍阳性，说明该化疗方案已无治疗作用，此时要参照结核菌药敏情况及以往用药情况，及时调整化疗方案。从这一点上来说，痰结核杆菌检查不仅可用于疗效评估，还可指导临床用药。

（3）在流行病学方面：痰结核杆菌检查是发现传染源、掌握传染源的重要手段。一个患者不管病情轻重、病史长短、只要排菌，对他人就有传染性。对这些排菌的结核病患者进行及时、有效的治疗，使其痰菌尽快阴转，对于加速结核病的疫情控制无疑是重要的。

（4）在预后预测上：痰涂片查结核杆菌不仅可以确定患者排菌与否，确定其有无传染性，还可通过患者痰中结核杆菌的数量，对患者的预后进行初步预测。研究发现，在患者气道通畅的情况下，痰中排菌量越多者，说明体内结核杆菌繁殖越快，病灶易播散，预后欠佳。

由此可以看出，查痰在结核病防治工作中不是可有可无的事，而是有着极其重要的地位。这项工

专家提醒

痰菌检查是停药时必不可少的检验项目。传统的停药标准是肺内结核病灶完全吸收或钙化、空洞闭合，结果使为数不少的人出现过治现象。例如，有一个患者服异烟肼长达38年之久。不仅加重了患者的经济负担，还增加了患者的精神痛苦，有的甚至出现药物毒副作用。目前主张，只要患者规律服药，痰菌阴转，疗程结束就停药。因为抗结核药物主要是杀灭体内结核杆菌，对于病灶的吸收、钙化、纤维化及空洞的关闭无直接影响。肺内病灶的修复主要决定于患者机体的修复功能。近来发现，达到上述要求的患者，在停止治疗的两年或几年内，结核病灶仍可继续吸收，空洞继续缩小或关闭。如果不进行痰结核菌检查，不可避免地造成过治。

作的好坏，不仅直接影响患者的诊断、治疗和预后，还直接影响整个社会的结核病防治工作的进展。所以，每一个患者都要积极配合医务人员做好痰检工作，对自己、对社会都有好处。

另外，痰液检查价值的大小，还与患者送检痰液标本的质量有关。痰标本的质量越高，价值越大；反之，价值越小，或无价值。

怎样才能咳出送检合格的痰标本

检验痰液是诊断某些疾病必不可少的手段之一，患者能否咳出送检合格的痰是决定验痰价值大小及查痰有无结核菌的关键。许多患者往往连续几次送检痰均因不合格而重新留痰，这不仅浪费时间，更重要的是耽误疾病的及时诊治。那么，怎样才能咳出送检合格的痰呢？

（1）晨起留痰：早晨起床时，经过一夜的睡眠，肺脏分泌的痰液大都滞留在大气道，此时易咳出痰液并便于收集；另外，晨痰经过一

夜的浓缩，质地黏稠，菌检出率较高。因此，凡有条件者，留送晨痰最好。

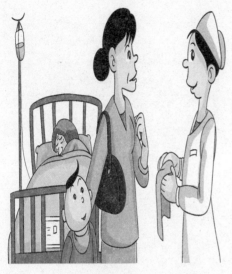

（2）安静深咳：在实际工作中，常常遇到许多远道而来的求医者，由于条件所限，他们大都随时咳痰送检，此时如果不掌握咳嗽的要领，往往咳不出合格的痰液。咳痰的要领是：一要安静；二要深咳。从生理上讲，凡是在急躁、恐惧、激动、焦虑等状态下，均不利于痰液的咳出。所谓深咳是指在深吸气末迅速暴发的咳嗽，这样肺内压力变化幅度大、速度快，不仅能将大气道内痰液咳出，而且还有可能将中小气道内痰液咳出，对于平时无痰或少痰者的留痰，深咳更为

重要。

（3）吸烟刺激咳痰：大多数吸烟者的呼吸道对烟雾的刺激较敏感。当留不出合格的痰时，可到医院允许的地方吸几口烟，以刺激咳嗽，协助排痰。对已戒烟者，切忌由此而使吸烟恶习重染。

（4）捶背：有的患者咳嗽无力，有痰不易咳出。此时，陪伴者可轻轻叩击其背部，使大气道内的痰液发生震动或移位，利于咳出。特别是年老体弱者更应如此。

（5）应用祛痰药物：经上述方法处理后，患者仍未能留出合格的痰或无痰时，可考虑服用祛痰药物。常用的药物有氯化铵，每次0.3～0.6克，每日2～3次。此药有一定的不良反应，不宜久用，肝功能不佳者应慎用或禁用。具体用量及服药时间应在医师指导下服用。

 哪些人应该做结核病检查

（1）低热、咳嗽持续在2周以上而查不出原因的人，特别是青少年或老年人。

（2）有咯血症状的人。

（3）少女闭经、妇女婚后无其他原因不孕者。

（4）以前患过肺结核或肺外结核（如肠结核、骨关节结核、颈淋巴结核或结核性肛门瘘等）而没有彻底治愈的人。

（5）经常出现皮肤结节性红斑或疱疹性眼炎的人。

（6）与肺结核患者密切接触的人，特别是排菌患者家庭中的少年儿童。

（7）胸部透视发现肺部有阴影，经过2周以上抗感染治疗，阴影仍不消退的人。

（8）儿童患急性传染病，如麻疹、白喉、百日咳，经治疗后，发热和咳嗽仍持续存在者。

（9）儿童长期患消化不良或腹泻，而查不出原因者。

（10）生长发育迟缓，以及营养不良的儿童。

（11）结核菌素试验强阳性者，即平均硬结直径超过20毫米，或局部皮肤有水疱、坏死、淋巴管炎反应的人。特别是结核菌素试验新出现阳转的儿童，也就是没有接种过卡介苗的儿童，如果结核菌素试验反应在几个月内由阴性转为阳性，表示新近受到结核菌感染，一般受感染后的两年内最容易发生结核病。

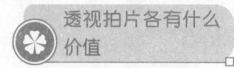

透视拍片各有什么价值

胸部X线透视、拍片是肺科临床最常用的检查方法。相比而言，断层摄影远不如上述两种方法应用得普遍。由于胸透、摄片、断层各有一定的特点，所以在实际工作中选用哪一种或哪几种X线检查方法，要视具体情况而定。

X线通过人体之后，经过正常组织或病灶的吸收，就程度不一地减弱。当投射到透视机的荧光屏上时，则产生明暗不同的影像，由此可直接观察肺内有无病变或病灶的大小及性质，为临床诊断提供影像学依据。

（1）胸部X线透视具有检查快速、方便、费用低廉的优点：胸部透视一个患者只需3～5分钟的时间，就足以看清整个胸部的主要结构。大多数被透视者，即可得到正常或异常的肯定答复。而摄片或断层的费用比胸部透视的费用要高得多。另外，胸部透视还可以进行多体位透视，对于确定肺内病灶的具体空间位置（处于哪个肺叶或肺段）及病灶与胸壁、纵隔、心脏、膈肌等脏器的关系都有重要的意义。可用于健康查体或肺结核、肺部肿瘤的普查，或对可疑患者进行筛选。但是，胸部透视存在着影像显示不够清晰、透视影像也不能长期保留、前后2次结果对比不够准确等缺点。

（2）胸部X线摄影的原理和胸部透视的原理基本相同：胸部摄影具有显影清晰、可对肺内细微病变进行观察、可长期保存、便于前后的对比等优点。但费用较高，拍一次胸片的费用是胸部透视的6～9倍或更高，也没有胸部透视那样灵活方便。摄片所需要的仪器设备较多，一次投照只能摄一个体位的胸片，故病灶定位不如胸部透视灵活、方便、准确。由于费用较高，摄片不能用于群体普查（职业病查体例外），只有胸部透视发现肺内有异常时，根据病变部位选择适当的位置进行有针对性的摄片，才具有较大的价值。

专家提醒

就肺结核患者来讲，胸部透视是筛选患者的有效方法之一。而胸部摄片则是客观记录肺内病变的重要方法。初诊的肺结核患者，在治疗前摄片可以比较全面地记录下肺内病变的范围、性质和空洞的有无，有利于治疗中或治疗后的疗效对比观察。由于肺结核是一种慢性病，肺内病灶变化比较缓慢，拍片相隔时间过短，前后不会有明显改变，故临床价值不大，还增加了患者的经济负担。一般来说，治疗过程中可每3个月摄片1次，对肺内病灶变化情况进行观察比较。治疗结束后是否需要再摄片，相隔多长的时间，由医务人员视具体情况而定。有条件胸部透视者，可在治疗中每月进行1次。疗程结束后，视具体情况遵医嘱进行复查。

结核病有什么特点

（1）结核病是慢性传染病：我们之所以说结核病是一种慢性传染病，主要是指由结核杆菌感染到结核病发病，以及由结核病发病到结核病治愈均需要较长的时间。结核杆菌由侵入机体到发展成为结核性脑膜炎、急性血行播散型肺结核需要3～6个月；发展成为慢性纤维空洞型肺结核需要1～3年，或更长的时间；发展成为骨结核需要3～5年的时间；发展成为肾结核也至少需要5年的时间。结核病由发病到临床治愈所需要的时间，在利福平、乙胺丁醇、吡嗪酰胺广泛用于临床之前，一般治疗时间需要1～1.5年，即所谓的标准化疗。即使短程化疗广泛用于临床的今天，总疗程也不应少于6个月，而且每个方案中至少有2～2.5种杀菌药。由此可见，结核病之所以称为慢性传染病，不仅包括它的发病缓慢，也包括它的治愈缓慢。

（2）结核病是殃及全人类的传染病：全世界每一个国家和地区，每个种族及各个行业部门和各个年龄段均有结核病的发生。

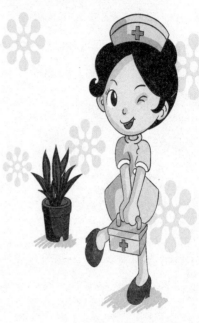

（3）早期症状不典型：早期症状缺乏特异性，甚至无症状，不易与其他疾病相鉴别。有的肺结核患者早期可表现为乏力、咳嗽、咳痰、胸痛等症状，但难与感冒、支气管炎、肺气肿等肺部疾病相区别。有的患者可能无任何不适之感。例如，银川市某年在各行业集体检查发现的肺结核患者中，约有50％的患者无明显症状。因此，凡出现原因不明的咳嗽、咳痰、低热等症状持续两周以上，对症治疗无效时，应高度怀疑肺结核病的可能。

（4）结核病是一种全身性疾

病：人休中除了毛发、指甲外，几乎所有的器官和组织均可罹患结核病。最常见的器官是肺脏，其次是肠、脑、肾等。

（5）结核病易恶化或复发：由于结核病是一种慢性传染病，因此在治疗上也有其特殊要求，如早期、联合、规律、适量、全程用药等。如果用药不力或治疗不及时，易导致病情恶化；服药不规律、疗程不足可导致病情复发。所以，一旦确诊就要积极配合医务人员，按时服药，争取彻底治愈。

（6）轻症结核病患者自愈力较强：据1961～1968年在印度农村观察，126名菌阳的肺结核患者，5年内49.2％死亡，18.3％的患者排菌，大约30％的患者痰菌转阴。我国也有类似的统计：1958～1959年在北京农村观察了300名未治疗的活动性肺结核患者一年，病情较轻者大部分好转，少部分恶化；病情较重者，大约一半好转，一半恶化；病情严重者大部分恶化，仅有少数患者好转。在儿童结核病患者中，自愈率可高达95％。一般认为，结核病患者的自愈力主要与机体的免疫力和人们的生活条件有关。生活条件越好，机体免疫力越强，自愈力越高。

最后需要指出的是，尽管结核病有一定的自愈力，但毕竟是少数，切不可以拒绝治疗而使病情加重，导致治疗失败。

肺结核患者有哪些早期症状

（1）咳嗽：咳嗽是绝大多数肺结核患者最早出现的症状之一。据统计，70％以上的肺结核患者在早期出现咳嗽。由于早期肺结核的咳嗽多轻微，所以常不引起人们的注意，或误认为是感冒。如果青少年出现原因不明的咳嗽超过2周，就应怀疑是否由早期的肺结核所致。

（2）咳痰：多与咳嗽伴随出现，也是肺结核的早期症状之一。多为少量的黏痰，如果伴有肺内感染时，也可出现大量脓性痰。

（3）胸痛：这是肺内结核病灶累及胸膜的结果。其特点是位置固定，无游走性，深吸气或咳嗽加重，大多呈针刺样疼痛。

（4）咯血：在肺结核的早期，以痰中带血为多见。这是因为早期的病变性质属于渗出性改变，病灶处的毛细血管通透性增加，红细胞渗至肺泡内，引起痰中带血。有一部分患者，血痰是其就诊的唯一病症。

（5）低热：患者的体温大都在37～38℃，且多在午后和傍晚出现，晨起后热退，升退比较恒定，像潮水如期来去一样，所以称为午后潮热。

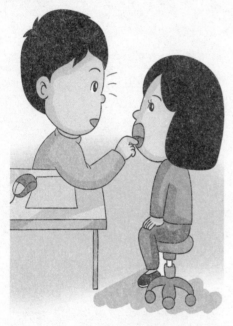

（6）盗汗：是指睡后或醒前的出汗，醒后汗止，汗凉而黏。出汗部位多见于前胸、腋下和头部。中医学认为，盗汗是由阴虚火旺所致，盗汗常与低热、乏力同时存在。

（7）月经减少或闭经：主要表现为经期延长，月经量减少，甚至闭经。在农村，有人将伴有上述月经改变的女性肺结核称为"细病"。

（8）其他：体内结核杆菌的代谢产物引起胃肠功能紊乱时，即表现为食欲缺乏，体重下降，周身乏力。

需要指出的是，由于肺结核的临床表现并无特异性，所以早期肺结核的症状就更无特异性。

 怎样才能早期发现

早期发现肺结核，不但能使患者早期得到治疗，防止病情进展，还可以及早发现传染源，防止和减少结核病的传播。肺结核患者发病初期往往没有明显症状，这也给早期发现带来一定的困难。根据我国目前结核病的流行情况及医疗条件，各地区可以采取不同的途径，选用合适的方式，早期发现肺结核。

（1）健康检查：定期进行健康检查，特别是胸部X线检查是早期发现肺结核的重要方法之一。

（2）对就诊者检查：对因咳嗽、咳痰、胸痛或咯血而就诊的患者，以及经常感冒或感冒较长时间不愈者，应进行胸部X线检查。这样的人群中常较易查出肺结核患者。另外，也常有因乏力、消瘦、发热、盗汗、月经不调等就诊于内科、儿科、妇科的患者，或患有肺外结核如颈淋巴结、肾、附睾、骨关节结核，以及结核性肛瘘等就诊于外科的患者，常同时患有肺结核，进行有关方面的检查也可早期发现。

（3）对与结核病患者接触者检查：尤其是开放性肺结核患者周围的人群及密切接触者，肺结核的患病率较高，因此应对这些人定期（半年左右）进行检查，尤其儿童应做重点检查。

（4）随访检查：对结核菌素试验强阳性反应者定期（0.5～2年）进行胸部X线随访检查，也是早期发现肺结核的一种方法。

总之，发现肺结核的方法是患者自己警惕，医师认真把关，依靠胸部X线检查早期发现肺内病变，利用痰菌检查（包括涂片及培养）及时发现痰中结核菌是诊断肺结核最有效、最可靠的方法。结核菌素试验阳性对发现结核有一定的参考价值。

结核病的治疗原则有哪些

在结核病的治疗方法中化疗是主要手段。为了能做到合理化疗，全国结核病学术会议提出五项原则，即"早期、规律、全程、适量、联用"。

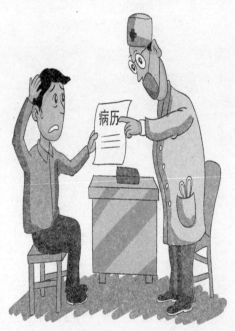

（1）早期：对确诊的初治患者，必须抓紧治疗；对复治特别是大量排菌者，也应不失时机及早治疗。早期治疗时病灶内的细菌多处在生长发育代谢旺盛时期，抗结核药物能发挥更大的杀菌作用。病灶在早期可逆性大，容易吸收消散，恢复得快。

（2）规律：在规定的疗程内有规律地用药是化疗成功的关键。应严格遵照化疗方案所定的方法用药，避免漏服或中断。如医师或患者随意更改治疗方案，随意停药或用药断断续续，将达不到杀菌制菌效果，易产生耐药细菌，治疗容易遭到失败。

（3）全程：按规定疗程用药是确保疗效的前提，未满疗程停药将增加治疗失败率和复发率。"治必彻底"就是指用药一定要按疗程规定期结束。否则，那些正被药物杀伤的结核菌将因过早停药而又恢复活力，导致病情恶化或复发。

（4）适量：适当的药物治疗剂量可避免因剂量过大而产生各种毒副反应；剂量过小疗效不好，细菌易产生耐药性。各种抗结核药物剂量由于其种类、使用方法、患者年龄、有无并发症等情况的不同而有一定差异，一定要按医师嘱咐用药。

（5）联用：抗结核药物联合用药是化疗的主要原则。采用两种或两种以上药物联合应用，可以增加药物的协同作用，以加强疗效，并

可延缓或防止耐药细菌的产生。有人做过试验，对初治的敏感细菌所感染的结核病患者，单用异烟肼治疗1个月，就有10％产生耐药，2个月50％，3个月70％，7个月全部耐药。其他药物单用亦有类似情况，若两种以上联合用药，耐药性就会推迟产生。

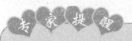

专家提醒

　　肺结核患者住的房间，首先要经常通风。在条件好的地方可以采用室内空气消毒法，也就是用紫外线灯室内照射，平均每平方米范围需要照20分钟左右。患者已迁出的房间，最好用5％煤酚皂溶液或5％氯胺溶液喷洒墙壁、顶棚、地面等，并保持充足的日光照射，墙面最好用石灰重新粉刷。如患者死亡，除按上述方法处理外，门窗也要彻底冲洗，然后用20％甲醛液熏蒸消毒。

 肺结核常用的化疗方法有哪些

（1）标准疗法：异烟肼合并

链霉素及对氨基水杨酸钠三药同时应用。通过临床观察，6个月疗程太短，复发者太多，18～24个月为1个疗程，复发者就明显减少。这种老式的三化疗法连续施行了20余年。但由于疗程太长，患者经济及精神负担较重，药物毒副反应多，有些患者症状改善或消失就不愿继续规律服药，甚至疗程未满即随便自行停药，造成治疗失败、复发者增多。因此，必须寻找新的方法。

（2）两阶段治疗法：为了加强各种治疗方案的效果，将化疗的全过程分为早期强化治疗阶段及继续巩固治疗阶段两步进行。

早期强化治疗阶段：在早期病变中结核菌繁殖旺盛，是药物最能发挥杀菌效能的时期。若采取数种强有力的药物联合治疗，尽快杀死繁殖期菌群，杀菌效果愈大则遗留或再产生顽固菌的机会愈少，可防止或减少继发耐药菌的产生，复发者就会更少。强化期每日用药，疗程2～3个月，两种以上杀菌药联用。

继续巩固治疗阶段：强化治疗后，病灶内残留少数代谢低下的结核菌还需较长时间的化疗加以消灭，以防止复发。一般用2～3种药物联合治疗7～15个月。

两阶段治疗方法的记录格式如下：3SHP/10HP，即3个月强化治疗用链霉素（S）、异烟肼（H）、对氨基水杨酸钠（P）；10个月巩固治疗用异烟肼（H）及对氨基水杨酸钠（P）；2HREZ/7HRE，即2个月强化治疗用异烟肼（H）、利福平（R）、乙胺丁醇（E）、吡嗪酰胺（Z）；7个月巩固治疗用HRE，即异烟肼（H）、利福平（R）、乙胺丁醇（E）。其中数字表示月数，代号表示药名，斜线前面一组表示强化阶段，斜线后面一组表示巩固阶段。

（3）顿服法：以往认为抗结核药物在血液中持续保持恒定的浓度对杀死结核菌可以发挥很好的作用，所以将药物的1日总量分2～4次用。现在经过实验观察发现，药物的杀菌作用并不在于经常保持恒定的血药浓度，而在于短时较高的高峰血浓度。所以，将1日量的药物顿服后血中药物高峰浓度较分次服用要高得多，杀菌效果也就更好。抗结核药顿服法除了能明显提高化疗效果外，同时还可以减少用药次数，方便患者，也有利于在监督指导下进行不住院化疗。但是，吡嗪酰胺对胃肠道反应大，只能分次服，不宜顿服。

（4）间歇疗法：抗结核药物间歇疗法就是采用间歇用药，每周1～3次代替每日用药，减少用药次数。我国在1954年曾有过报道，1980年以后间歇疗法才开始推广应用，并列入两阶段治疗法中，广泛应用于巩固治疗阶段。其理论依据是：结核菌暴露在药物顶峰高浓度的试管药液内6～24小时，此种细菌即可延缓自身生长2～7日，在延缓生长期间，药物对其杀菌作用很小（在生长繁殖期杀菌作用最大）。在延缓生长期间可暂停用药，等结核菌恢复生长后再用药，可取得与每日疗法相同的疗效。氨硫脲对结核菌无延缓生长期的作用，故不能用作间歇疗法的药物。间歇用药的书写表示为2SHRZ/7H2R2，其中H2表示异烟肼每周用2次，R2表示利福平每周用2次，在巩固治疗阶段执行。

（5）短程化疗：长程的标准化疗从理论上来说疗效可以达到100％，但事实上很多国家通过实践观察其疗效只有50％左右。失败的原因主要是化疗疗程太长，要求患者按正规服用18～24个月的抗结核药物，很多患者不能坚持。再加上长疗程用药，其药物毒副反应明显增多，更促使患者中断或过早终止用药，最终造成复发恶化。为此，广大防痨工作者不断思索如何缩短联合用药疗程而不影响疗效。曾试用过2SHP/4HP用药方法，结果由于失败率很高未能成功，因为SHP这3种药不能将生长繁殖缓慢或生长静止

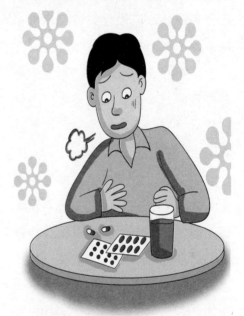

的结核菌杀死。一直到利福平问世后，观察到HRZS联合应用可以有力地杀死生长繁殖缓慢或静止的结核菌，使这些细菌量减少到患者自身免疫力能控制的微量。化疗6～9个月后即可停药，这种短程化疗的患者同长程化疗效果一样。

呼吸病自助防治方案

短程化疗的机制是化疗方案必须具有快速杀灭在机体内结核菌中各种菌群的作用，即能杀灭中性环境中快速生长繁殖和间断生长繁殖的细胞外结核菌，同时又能杀灭酸性环境中代谢低下、繁殖缓慢或静止的细胞内结核菌。因此，短程化疗方案中一定要由杀菌和灭菌作用的药物配合组成。

短程化疗的药物首选利福平，它不仅能杀死正在生长繁殖中的结核菌，而且也能杀死代谢缓慢的结核菌。短程化疗方案中全程应用利福平者疗效好，痰菌阴转快，复发率低。其次是异烟肼，其杀菌力很强，毒副作用小，供应充足，虽其灭菌力量不如利福平和吡嗪酰胺，仍是短程化疗方案中的重要药物。第三种药物是吡嗪酰胺，能杀灭细胞内酸性环境中的菌群，特别是生长缓慢的结核菌。通过临床观察，方案中含有吡嗪酰胺，化疗后很少有复发恶化的病例，所以此药是目前短程化疗中不可缺少的药物。至于链霉素，习惯用于第四种药物的早期强化治疗阶段，巩固治疗阶段一般不用。乙胺丁醇没有杀死结核菌的作用，在短程化疗中只作为辅助用药。对氨基水杨酸钠及氨硫脲都是抑菌药，口服疗效不高，不宜作为短程化疗的主要药物。

服用抗结核药需要注意哪些问题

（1）肺结核一经确诊，应及时服抗结核药治疗，只有及时地化疗，才能提高疗效，减少并发症，降低复发率。

（2）服从医嘱，联合用药，才能保证疗效，延缓和防止耐药性的产生。切忌私自停用或乱用某些抗结核药物。

（3）所有的抗结核药物均有一定的不良反应，剂量太小时达不到治疗的目的；剂量太大时则易出现毒副作用。只有适量用药，才能收到"疗效好，毒副作用少"的最佳效果。

（4）规律服药是保证化疗成功的关键。如果服药不规律，"三天打鱼，两天晒网"，不仅治不好病，反而会导致细菌耐药性产生，增加治疗困难。

（5）因为结核是一种慢性病，全程服药是确保疗效的前提。疗程不足而自动停药，将导致化疗失败。

（6）异烟肼顿服法的疗效优于分次服法的疗效，故应提倡采用每日剂量1次服用的顿服法。

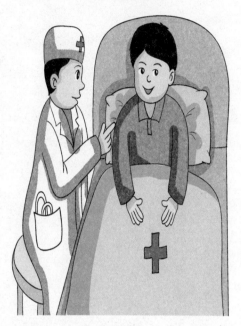

（7）利福平必须空腹服用，饭前、饭后服用均影响利福平的吸收，且降低其药效。由于利福平对肝脏具有一定的毒性作用，所以还要注意定期复查肝功能。

（8）服用乙胺丁醇会引起视力障碍，故应定期检查视力。

（9）不能将对氨基水杨酸钠和利福平同时服用。如果确需服用时，必须将两种药物分别服用，间隔时间以8～12小时为宜。

（10）妇女在妊娠期间忌用利福平，特别是前3个月应禁用，因为利福平对胚胎有致畸作用。

链霉素毒副反应有哪些，怎样预防

（1）常见毒副反应：链霉素是常用的抗结核药物，毒副反应也很常见，一般包括毒性反应和变态反应。

①毒性反应：较轻的毒性反应有口唇、四肢、面部、头皮或舌头发麻，重者发生头痛和全身抽动。这种毒性反应是链霉素本身及其所含杂质链霉胍和二链霉素胺所引起的。而更重的毒性反应是听神经的损害。当损害听神经的前庭支时，患者表现头晕、恶心、眩晕和步态不稳，有时甚至摔倒。如果损害听神经耳蜗系，就有耳鸣或耳聋，有些患者在停药后才出现症状。此外，孕妇用药也可能引起胎儿和新生儿的听力障碍。②变态反应：主要有皮炎、药物热、哮喘和过敏性休克等。根据临床统计表明，链霉素过敏性休克的发生率在各种抗生素中仅次于青霉素，死亡率可高达20％～30％，必须引起注意。

（2）预防毒副作用

①严格掌握药物使用范围：凡有耳聋、严重肾功能损害的患者，要忌用链霉素。儿童、老年人、孕妇、过去有听力障碍或肾功能损害者，以及有过敏体质、家族中有链霉素中毒性耳聋史的人，都要慎用。

②讲究用药方法：用药剂量要适当。链霉素应以肌内注射为主，尽量避免静脉滴注，一般不用于鞘内注射。在

肺结核的治疗中，除了开始的头几个月采用每日用药外，以后可采用隔日或每周2次间歇用药。每日疗法剂量为0.75克，间歇疗法为1克。老年人或肾功能损害的患者，可减为每日0.5～0.75克。儿童剂量按每日每千克体重肌内注射15～25毫克计算；早产儿、新生儿及尿量少的患儿，按每日每千克体重10毫克计算，开始可分为2次肌内注射，以后逐渐改为1次肌内注射。

由于链霉素皮试与变态反应的发生缺乏规律性，皮试反应阴性也有可能发生变态反应。所以，初次用链霉素的患者，注射完应观察10分钟，没有不良反应方可离开。

 肺结核患者怎样进行营养治疗

（1）充足的热能：结核病是慢性消耗性疾病，因长期发热、盗汗，消耗大量热能，故热能供给应超过正常人。若患者毒血症不明显，消化功能处于良好状态时，每日供给热能为168～210千焦（40～50千卡）/千克体重。若患者

因严重毒血症影响消化功能，应根据实际情况循序渐进地提供既富有营养又易消化的饮食。

（2）优质蛋白质食物：病灶修复需要大量的蛋白质，提供足量的优质蛋白，有助于体内免疫球蛋白的形成和缓解贫血症状。每日蛋白质适宜供给量为1.5～2克/千克体重，优质蛋白质应占总量的1/3～2/3。宜食肉类、奶类、蛋类、禽类及豆制品等。应注意尽量多选择含酪蛋白高的食物，因酪蛋白有促进结核病灶钙化的作用。牛奶和奶制品至今仍然被认为是结核病患者的良好食物，因其含有丰富的酪蛋白和较多的钙。这两种营养素都有利于结核病灶的钙化。

（3）含钙丰富的食物：结核病痊愈过程出现的钙化，需要大量钙质。因此，结核病患者应摄入高钙饮食，如各种脆骨、贝类、豆制品等。钙在代谢过程中常与磷有关，因此在补钙的同时应注意增加含磷丰富的食物。

（4）富含维生素的食物：维生素C可以帮助机体恢复健康，维生素B$_2$、维生素B$_6$能减少抗结核药物的不良反应，维生素A可增强上皮细胞

的抵抗力，维生素D可帮助钙的吸收。应多选用新鲜的蔬菜、水果、鱼、虾、动物内脏及鸡蛋等。

（5）适量无机盐和水：肺结核患者有可能出现贫血，因此要注意补给含铁丰富的食物，如肉类、蛋黄、动物肝脏、绿叶蔬菜、食用菌等，都是铁的良好来源。长期发热、盗汗的患者，应及时补充钾、钠和水分。适量给予水分可稀释和冲淡炎性产物，但严重肺结核有肾衰竭时应限制水分和钠盐的摄入。

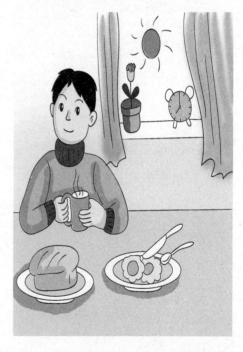

（6）有益病变修复的食物：鳗鱼含有十四豆蔻酸等抗结核成分，是肺结核患者食疗佳品，常食可获

呼吸病自助防治方案

意外之效。蛤蜊含磷酸钙，用蛤蜊肉加韭菜制作菜肴有良好的效果，且有预防咯血之功效。茶叶含有硅酸，能抑制结核菌扩散，促使结核病灶形成瘢痕。大蒜有抑制结核菌的作用，可以熟食但不宜过多。百合是治肺痿、肺痈的良药，煮熟及磨粉煮粥吃均佳。

肺结核患者定期复查应注意哪些问题

目前，绝大多数肺结核患者所采用的治疗方式是院外治疗。虽然院外治疗与住院治疗相比具有经济、方便等优点，但也存在着检查不便、缺乏医务人员的及时指导等不足之处。所以，在院外治疗的肺结核患者，除了在家中坚持按时、足量服药治疗外，还必须定期去医院进行复查。

定期复查是对接受院外治疗的肺结核患者进行疗效评估的重要方式。现在，评估肺结核患者病情变化的最主要的指标是痰结核菌变化情况，其次是X线检查。据目前我国的实际情况，这两项检查只有在医疗机构内方能进行。只有定期去医院进行检查，及时地了解痰菌变化和病灶吸收情况，医务人员才能对患者的病情作出比较正确的评估，进而给予有效的指导。

肺结核病刚发生时，疾病处于进展期，很多患者还具有传染性，此时应暂时停止工作和学习，立即接受正规的治疗。患者何时能恢复工作或学习，应分为以下几种情况：一般痰涂片检查或培养检查未查到结核菌的患者，如一般身体状况许可，没有结核病的中毒症状，可以一边工作或学习，一边积极进行正规治疗。但从事教育、餐饮、服务业等职业的结核病患者，应当在治愈后才能恢复原来的工作。其他职业的一般传染性患者，经过正规治疗，传染性消失后，身体情况良好时，可恢复合适的工作或学习，但要正规治疗。

门诊复查，可以及时地向医师诉说在院外治疗过程中出现的某些异常现象，这些状况绝大多数患者是自己不能处理的，只有通过及时地去医院复查，在医务人员的指导下才能得到正确的处理，特别是利福平、吡嗪酰胺、乙胺丁醇、链霉素等药物对机体某些重要器官有严重的毒性作用，千万不能麻痹大意。

定期复查是实现部分督导治疗的重要手段。鉴于结核病需长期服药治疗，如无坚强的决心和毅力是难以坚持到底的。定期复查，医务人员便可定期检查患者的用药情况，如用药种类、数量、服用方法，有无漏服等。同时定期给患者必要的监督指导，有助于患者的全程治疗，提高院外治疗的效果。

门诊复查时应注意以下几个问题：

（1）复查的间隔时间：这要根据患者的病情、治疗用药、交通条件等情况而定。一般来说，开始用药治疗时，需及时了解用药过程中有无明显的毒性反应。当病变处于进展期时，需及时了解患者的病情变化，故复查的间隔时间应较短些，可1个月复查1次；病情好转时，可每3个月复查1次；如处于稳定期（停药观察者），可3～6个月复查1次。由于利福平、吡嗪酰胺、乙胺丁醇等药物对肝脏、眼睛有一

定的毒性作用，故服用这些药物的患者，复查时间也应适当缩短，以1～2个月为好。但是，无论处于上面所述哪种情况，如果治疗中出现了明显的不适或病症，都应及时去医院进行检查，不必机械地等待复查时间。

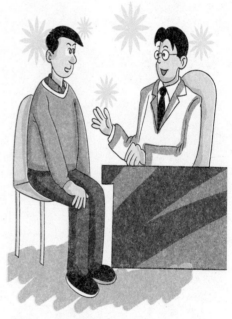

（2）如实回答医务人员提出的问题：只有这样才能得到有益的指导。同时还要注意咨询治疗过程中应注意的问题，如服药时应注意些什么问题，饭前服好还是饭后服好，服药过程中会出现什么症状，应如何处理，下次什么时间复查等。

（3）认真留痰：几乎每次复查医师都让患者留痰送检，这是非常

必要的。不少患者对查痰的重要性认识不够，有的敷衍了事，吐口唾沫应付，还有的干脆不留。这就影响了医务人员对病情的正确判断。实践表明，患者对留痰的态度如何，直接影响到所留痰液质量的高低，而送检痰液的质量，又直接影响到痰液的化验结果。毫无疑问，也会影响对疾病的正确评估。

（4）查肝功能：检查肝功能是服用利福平、利福定等抗结核药物的患者复查时的必查项目。但该试验需要较长的时间才能出结果，路途较远的患者常常因此而耽误乘车，当日不能返回，给生活、工作造成不便。解决这个问题较好的办法是，进行复查的前几天，去就近的医院检查肝功能，之后将化验单直接带到所去复查的医院即可。

✿ 停止治疗后的肺结核患者应注意哪些

现代抗结核治疗的观点是，不管患者是初治或复治，只要按原方案要求按时规律服药至疗程结束即可停药。由于结核病具有易复发的特点，所以停药后的患者在6~12个月还有复发的危险。为了巩固疗效，尽可能地减少复发，停止服药后要注意以下几个问题：

（1）恢复力所能及工作的同时，注意劳逸结合。若过度劳累必然使机体抵抗力降低，体内冬眠的结核菌可乘机繁殖导致本病复发。

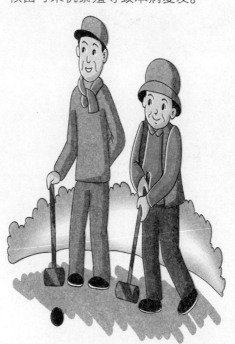

（2）吸烟可降低呼吸道抗病力，刺激咳嗽，不仅对肺结核康复不利，还容易招致其他呼吸道疾病的发生。同样酗酒也是诱发结核复发的重要因素之一，应戒烟和酒。

（3）性生活不宜过度频繁。女性患者虽可以妊娠、生育，但要注意休息，因为妊娠本身就是一种"特殊的劳动"。

（4）注意增加营养，克服偏食习惯，如同时患有糖尿病、高血压时，应遵照医师的嘱咐坚持治疗。

（5）注意锻炼身体，预防呼吸道感染。

（6）在停药后的6~12个月要定期复查，及时得到医生有关生活、工作、学习方面的正确指导。

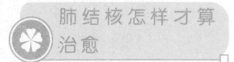

肺结核怎样才算治愈

自从广泛应用具有杀菌和灭菌药的联合抗结核药物化疗方案后，对肺结核临床治愈的标准比较明确。现在一致公认的意见是：只要化疗方案合理，符合统一化疗方案要求，患者又能坚持规律服药，完成疗程，原来痰菌阳性者在完成治疗前2个月内连续痰菌检查两次以上为阴性，X线胸片肺部病灶吸收或已经稳定，即作为临床治愈。肺内如有残留空洞，只要痰菌阴转2个月以上，也可作为临床治愈；凡残留病灶较多或有残留空洞的病例可加强随访，3~6个月后做痰液、X线胸片

复查。

（1）吸收：肺结核也是一种炎症，发病时必然有炎性渗出，这种渗出病变如果发现得早，治疗及时，病灶也会像其他炎症一样，渐渐被完全吸收，不留任何痕迹，X线拍片什么也看不到，这是肺结核痊愈的最好方式。

（2）钙化：人体肺组织有结核病灶时，病灶内的结核菌沿着淋巴管到达肺门淋巴结，并且在淋巴结内形成病灶，产生干酪样坏死。这时淋巴组织内具有杀灭结核菌功能的细胞（巨噬细胞）开始包围结核菌，把它吞噬消灭。同时，由于血液内的钙质沉积作用，使病灶发生钙化。钙化最多见于青少年患的原发型肺结核。

（3）纤维化：结核病变部位发生蛋白、纤维素的渗出，虽经治疗，但不能完全吸收，在病变部位形成密度较高的增殖性病灶，进一步治愈而形成纤维条索样病变。

（4）空洞：肺结核形成空洞后，经过治疗空洞缩小直至闭合，形成瘢痕病灶，称之为"瘢痕性治愈"。另外，还有一种"开放性治愈"，即在有效抗结核药物作用

下，空洞虽未能闭合，但里边已无结核杆菌生活，患者的痰里也找不到结核杆菌，临床上把这种空洞叫作"净化空洞"，也可以看作结核病已被治愈。

哪些结核病患者需要休息治疗

传统看法认为，得了结核病需要长期休息治疗。随着抗结核药物问世，现在绝大多数患者可以在门诊治疗，只要坚持规则用药，如无症状，可以正常工作。只有少数急重症患者需要休息治疗。主要包括以下几种：

（1）有明显临床症状，如咯血、发热、气短、身体代偿功能差的活动期结核患者。

（2）结核病明显恶化的患者。

（3）急性胸膜炎患者。

（4）咯血或自发气胸患者。

（5）有严重并发症，如肺源性心脏病或混合感染的患者。

（6）有严重药物毒副反应的患者。

（7）外科手术患者。

（8）慢性纤维空洞型肺结核，

由于患者身体抵抗力差，长期排菌。病情反复恶化，又不能坚持规则治疗时，也应休息治疗。

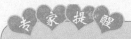

正在治疗的肺结核患者不宜妊娠，因为妊娠可以引起结核病的播散，且可能传染给胎儿；若怀孕后发生肺结核，在妊娠2个月内终止妊娠最好；如果妊娠已经超过3个月，可在适当抗结核治疗条件下维持妊娠，因为在这种情况下终止妊娠要比自然分娩的危险性更大。但必须在产科医生与结核病医生的严密监督下，进行产前检查与适当的抗结核治疗。产后也要及时复查，以防结核病恶化或复发。肺结核完全治愈后可以怀孕。

什么是结核病的传染源

传染源就是传播疾病的来源。结核病传染源主要是开放性肺结核患者。

传染源是构成结核病流行的首

要环节。长期排菌的慢性纤维空洞型肺结核患者是最危险的传染源。未被发现的活动性肺结核患者也是重要的传染源，而且传染性更大。有人计算过，1个传染源1年内可传染12~14人。

排菌患者的传染性与其痰中结核菌的数量和患者是否已进行合理的化学治疗有密切的关系。一般空洞病变进展恶化、咳嗽、多痰的肺结核患者传染性大。经过合理化疗后，由于痰中结核菌数量迅速减少，毒力减低，传染性也很快降低，痰菌阴性的患者传染性也不大。

有传染源就有传染给周围人群的可能，其中一部分人就会感染发病。与传染源直接接触者，结核病发病机会比无接触者高出几倍。所以，要控制结核病的流行，就必须首先解决传染源的问题。其主要措施是广泛开展卡介苗接种和早期发现，彻底治疗结核病患者，最大限度地控制结核菌的传播。

此外，患有结核病的牛可以通过奶汁排出牛型结核杆菌，如果人喝了未经消毒的牛奶或吃了这种牛奶的制品，就可能被牛型结核菌传染。在我国，由于人们喝牛奶有煮沸的习惯，所以结核病病牛不是主要传染源。

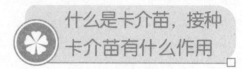

什么是卡介苗，接种卡介苗有什么作用

自从1882年科赫发现了结核菌以后，有许多学者曾致力于结核病的预防。直到1921年，法国学者发明了卡介苗（BCG），成为预防结核病的重要武器。

在法国有一名叫卡尔麦特（Calmette）的兽医用牛型结核菌做结核感染试验，在制作结核菌悬浮液的过程中他意外地发现，经过连续传代培养的结核菌毒力逐渐减弱。当培养到第15代时，结核菌对豚鼠已失去毒力。培养到第33代时，用大量结核菌感染牛，不但不死，而且感染过的牛再注入致死量的有毒力结核菌也不死。

卡尔麦特与内科医师介林（Guerin）合作，对结核病的预防接种进行研究。通过试验证明，直到1921年培养到第230代时，这种菌苗对多种动物都没有毒力。就在这一年，卡尔麦特发表了他的研究成

呼吸病自助防治方案

果，并且取了他和介林的姓名将其命名为（Bacille Calmette and Guerirt, BCG）卡介苗。

简单地说，卡介苗是一种经过长期传代培养已经失去毒性和致病力的活的结核菌苗，可以用来预防结核病的发生。

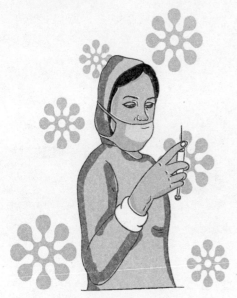

卡介苗保存的最佳温度在2~8℃，低湿或高温都能加速菌苗的死亡。目前，世界各地多使用冻干卡介苗，其冷藏下的有效期为1年。

接种卡介苗后，可使未受感染的人群产生特异的免疫力，以预防结核病的发生。这是因为接种卡介苗后，这种无毒的菌苗可激活机体内免疫T淋巴细胞。这种被激活的T淋巴细胞在人体内可持续相当长

的时间，当有毒的结核杆菌侵入人体后，这种T淋巴细胞可迅速释放一系列的免疫反应物质（医学上称为淋巴因子），如巨噬细胞移动抑制因子、巨噬细胞激活因子、皮肤反应因子、嗜酸性粒细胞趋化因子等，以调节机体的抗病力，对侵入机体内的有毒结核杆菌进行有效的杀灭，从而达到防止结核病发生的目的。即使发生了结核病，病情也轻微，预后良好。实践证明，广泛推行卡介苗接种是防止结核病发病的有效措施。特别是在感染率较高、结核病疫情较严重的情况下，效果更明显。有关这方面的代表性研究是英国医学研究委员会早在20世纪50年代进行的。当时在英国各大城市中的14~15岁的中学生内进行的，大约5万人参与了该研究。具体方法是将结核菌反应阴性者无选择地分为不接种卡介苗组和接种卡介苗组。在5年内，接种卡介苗组的发病仅仅为不接种卡介苗组患病率的1/7~1/5；到10年时，患病率在50％以下。此研究结果表明，卡介苗的接种可以使结核的发病减少约80％，进行一次接种其效果至少可持续7.5~10年。

卡介苗不仅可用于结核病的预防，对麻风病也有一定的预防作用。对于慢性支气管炎、支气管哮喘、风湿性关节炎及某些肿瘤有一定的治疗作用。

专 家 提 醒

外来务工人员中，确诊为结核病者常常因为经济问题，怕丢失工作而隐瞒病情，不按时就医或自购药物治疗，因此贻误治疗而使病情加重，发生耐药结核病，造成更大损失。必须权衡利弊，下定决心做到：到结核病防治院（所）采用"直接面视下短程化学疗法"治疗，这是提高治愈率的最好方法。坚持完成6个月的治疗期。如不能在所在的城市进行治疗，应回到家乡坚持完成治疗。

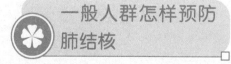

一般人群怎样预防肺结核

（1）增强体质，提高抗病能力：大家知道感染结核菌后，只有在人体抵抗力低下时才会发病，因此提高身体素质，增强抗病能力，对预防结核病有一定作用。人们生活一定要规律，做到起居有常，要合理的营养，饮食搭配，饮食有节，防止粗暴饮食。要保持良好的心态，有一颗平常心，快快乐乐每一天。遇事泰然处之，心胸如海，这样就能使心情舒畅。要坚持锻炼，积极参加户外活动，运动要根据自身的健康情况安排，运动量要适量，既不过累，又要做到有氧运动。其方式可各种各样，快跑、慢跑、散步、爬山、游泳、骑自行车都可以。居室要经常通风换气，常晒被褥。养成不随地吐痰的良好习惯。要关心自己，有病早就医，使自己每天都有一个良好的心态，充足营养和健壮的身体。注意卫生就可以不感染结核菌，或感染结核菌而不发生结核病。对于青少年及服务行业的人群，要有计划地进行卫生指导和检查，做到有病早就医。

（2）卡介苗对婴幼儿具有一定的保护作用：卡介苗对结核病的预防效果为70%～80%，其保护作用可持续5～10年。因此，接种卡介苗对群体预防有一定作用。卡介苗对成年人无预防肺结核的作用。卡介苗接种的主要对象是新生婴幼儿，被称为"出生第一针"。在产院、产科出生的新生儿一出生就应接种。如果没有及时接种，在1岁内一定要到当地结核病防治院（所）去补种。卡介苗被纳入计划免疫，普及新生儿接种惠及每个人、每个家庭，对提高群体抗结核病的能力起到了重要作用。

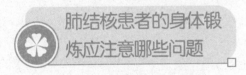

肺结核患者的身体锻炼应注意哪些问题

（1）活动要适量：任何事物总是一分为二的，运动本身对身体也有利弊两重性。运动量过小，起不到锻炼身体的作用；运动量过大，势必造成机体某些器官或组织的损伤。我们所说的适量运动，就是指既能有效地锻炼身体，又能防止由于运动量过大而对机体造成损伤。对于肺结核患者来讲，由于患者的性别、年龄、职业、兴趣、生活方式都不一样，故很难定出一个统一的标准去衡量每一个患者的运动量是否适宜。现在，常以患者在运动中是否出现心悸、胸痛、呼吸困难等症状来判断运动量是否过大。一旦出现上述症状，提示运动量过大，已超过了机体的代偿能力，需要减少运动量或暂时停止活动。

（2）方式要得当：采用哪种或哪几种方式锻炼为宜，要根据每个患者的实际情况，如年龄、体质、性别、爱好和兴趣等进行选择。青年患者可以进行慢跑、简易拳术、广播操、打篮球、排球、羽毛球或乒乓球等。中老年患者则以散步、打太极拳等为宜。胸膜炎或伴有肺气肿的患者，应该选择呼吸体操，最简单的方法是吹纸运动。患者取

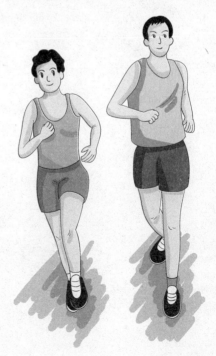

坐位，双手持纸条一端（或将纸条的一端贴在鼻尖上），置于面前，患者用口将纸条的一端吹起，呼气时间应延长到吸气时间的1倍。吹纸条的时间和次数可视患者的体力情况酌情掌握。对于能活动的轻症患者，可采用呼吸锻炼：在腹部放1～2千克的沙枕头（或相应的替代物），随着呼吸运动将沙枕头用腹壁挺起、落下交替进行，也应注意尽可能地延长吸气。还可做弯腰运动，患者端坐在椅子上，双手置于腹部，先吸气后呼气，在呼气时将腰弯下以增加腹压，使膈肌上升，弯腰时尽量呼气，以延长呼气时间。

（3）坚持不懈：肺结核是一种慢性消耗性疾病，通过锻炼增加摄食量，以补充体内所消耗的大量蛋白质，对于加快疾病的治疗有重要的意义。所以，身体的锻炼不能一曝十寒，只有长期坚持，才能受益终生。

（4）禁忌证：凡咯血、气胸未愈、肺源性心脏病的急性发作期患者不宜参加身体锻炼。

（5）自我监测：肺结核患者在锻炼过程中有发生咯血、气胸等继发疾病的可能，因此应注意自我监测，以防发生意外。凡出现下列症状之一者，均应立即停止锻炼。①突然痰中带血或大咯血时，应及时找医务人员进行处理或抢救。②胸闷或剧烈胸痛。③心悸、气短、呼吸困难。

（6）其他：有条件者，最好在医务人员的指导下锻炼；如无条件，可在就诊复查时向医务人员请教，也可去当地医院咨询门诊询求指导。

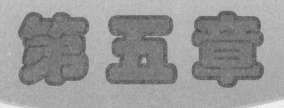

第五章

日常调养与保健

呼吸系统疾病患者在气候变冷的季节，要注意保暖，避免受凉，因为寒冷一方面可降低肺的防御功能，另一方面可反射地引起支气管平滑肌收缩、黏膜血液循环障碍和分泌物排出受阻，可发生继发性感染。慢性支气管炎患者在缓解期要进行适当的体育锻炼，以提高机体的免疫能力和心、肺的储备功能。

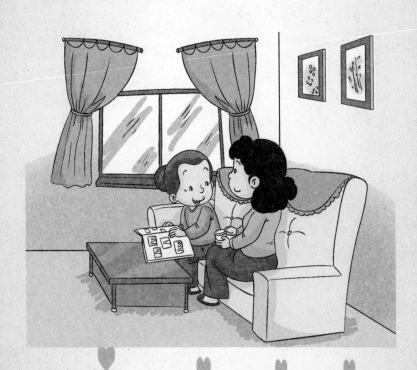

第一节
学习简单的护理知识

 什么是氧气疗法

空气中氧气的浓度是21％，正常情况下，这种氧浓度完全可以满足生命的需要。但是在异常情况下，需要吸入高于21％的氧气以满足需要，甚至有些患者需要吸入100％的纯氧。具体需要吸入多少的氧浓度要在医师的指导下安全使用。这种需要吸入氧浓度超过21％的治疗就称之为氧疗。不少患者担心吸氧会成瘾，其实氧疗是病情需要才应用的治疗，只要正确使用是不会对机体有害的，即便是长期家庭氧疗，也是针对缓解期的一种非常有效的治疗。就像降压药物、降糖药物一样，并不存在成瘾不成瘾之说。

医学上不同疾病对氧的浓度是有具体要求的，有些疾病是需要高流量氧疗；有些疾病是需要低流量氧疗，所以并不是氧气吸得越多越好，而是要根据具体病情来定。有些疾病如果盲目加大吸氧浓度反而会加重病情，比如慢性阻塞性肺病患者出现二氧化碳潴留时会因高浓度吸氧促成昏迷。另外长期吸入纯氧会出现氧中毒。

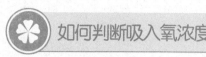 **如何判断吸入氧浓度**

判断方法主要有以下几种：①鼻导管或鼻塞吸氧。就是通过一根导管插入鼻孔中来增加吸氧的浓度，这是最常见的方法。一般吸氧为持续低流量，氧流量为1～2升/分，吸

呼吸病自助防治方案

入氧浓度相当于25％～29％。判断氧气浓度有一个公式：氧浓度=氧流量×4+21（氧流量可以从湿化瓶中直接读出）。②面罩吸氧。有一种面罩，可以直接读出所给的吸氧浓

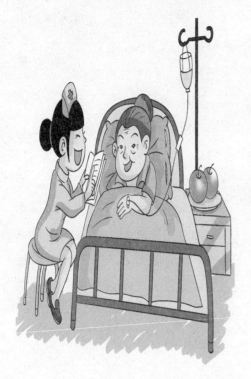

度。医院中大多数的面罩是不能读出的，经面罩吸氧浓度虽然也与氧流量有关，但是加大流量到一定程度后，吸氧浓度不会相应增加。一般只能维持55％左右的氧浓度。③气管插管呼吸机加压给氧。呼吸机可以很精确地调出吸氧浓度，是最精确的给氧方法，目前有些无创呼吸机和有创呼吸机都可以做到。

哪些患者需要长期在家中氧疗

在慢性阻塞性肺疾病患者病情发展到一定程度时，从动脉血气分析上可以判断出是否需要长期低流量吸氧。例如，患者轻度发绀，氧分压高于6.67千帕，血氧饱和度（SO_2）＞90％，一般不需要吸氧。如果患者有呼吸困难，心悸，氧分压为5.33～6.67千帕，SO_2≤80％，应长期吸氧治疗。长时间吸氧的概念是氧流量在1～2升/分、一天之内至少吸氧15小时以上。有些患者担心吸氧会成瘾，已经明确证实吸氧可以有效延缓由于低氧引起的肺动脉高压的进展。所以只要在医生的指导下吸氧就是安全而且有效的。

家庭吸氧应该注意哪些问题呢？第一，应及时观察和调整吸氧的流量，使氧气吸入保持恒定。第二，经常检查鼻导管是否通畅，尤其患者痰量多时，要定期清洗导管。第三，用鼻导管吸氧时要注意不能张口呼吸，否则影响吸氧浓度，同时会感到口干舌燥。第四，应注意气道的湿化。并定期进行动脉血液气

体分析检查。

专家提醒

氧气疗法是指通过给患者吸氧，使血氧下降得到改善，属吸入治疗范畴。此疗法可提高动脉氧分压，改善因血氧下降造成的组织缺氧，使心、脑、肾等重要脏器功能得以维持；也可减轻缺氧时心率、呼吸加快所增加的心肺工作负担。对呼吸系统疾病因动脉血氧分压下降引起的缺氧疗效较好，对循环功能不良或贫血引起者只能部分改善缺氧状况。

 氧气疗法的装置和方法有哪些

（1）普通给氧

①鼻导管或鼻塞给氧：氧流量成人1～2升/分钟，婴幼儿0.5～1升/分钟，吸入氧浓度可达25%～29%，此法只适用于氧分压轻度下降患者，鼻堵塞、张口呼吸者效果不好。②丹式口罩：口罩置于患者口鼻前，略加固定而不密闭。氧流量成人3～5升/分钟，婴幼儿2～4升/分钟，吸入氧浓度可达30%～50%。此法较舒适，可用于病情较重，氧分压下降较明显的患者。③头罩给氧：常用于婴儿。将患儿头部放在有机玻璃或塑料头罩内，吸入氧浓度与口罩相似，但所需氧流量更大。此法吸入氧浓度较有保证，但夏季湿热时，罩内温度和湿度都会较罩外室温高，患儿感到气闷不适，而影响休息康复。

（2）特殊给氧

①控制性低流量给氧：适用于伴有二氧化碳潴留的低氧血症患者。这些患者血氧下降同时常合并通气不足，吸氧后不少患者可因动脉二氧化碳分压增高而出现意识障碍，甚至昏迷。为此可采用控制性低流量给氧，每分钟氧流量不要超过2升，或用特制的文丘里面罩，使吸入氧浓度保持在24%～28%，此法可使患者动脉氧分压从有危害的6.7千帕（50毫米汞柱）以下，升到较安全的8千帕（60毫米汞柱）左右，而不至有二氧化碳潴留加重的危险。②机械通气配合氧疗：机械通气的主要作用在于改善通气功能与换气功能，减少呼吸功。机械通气在起主要治疗作用的同时往往可以

起到纠正低氧血症的目的。若单纯机械通气不能纠正低氧血症时应配合氧疗。③高压氧：在2～3个绝对大气压下于特殊加压舱内给患者供氧，主要用于一氧化碳中毒及减压

间。常用于可逆性肺病所致的严重低氧血症的治疗。

引起缺氧的常见原因有哪些

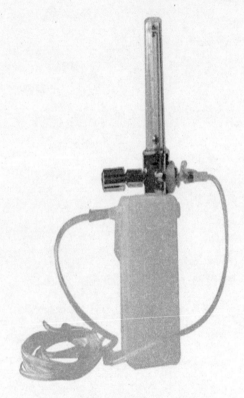

（1）环境因素：由于大气污染及森林绿地面积因破坏而逐渐减少，生态环境恶化，造成部分环境空气的含氧量不足。

（2）生理因素：剧烈运动，超强度脑力劳动及工作紧张，生活节奏加快，机体耗氧量增加，加上常处在封闭供氧不足的环境中，易导致缺氧。

（3）病理因素

①呼吸系统及循环系统功能障碍：如携氧能力降低、血流速度减慢、血流量减少、运输氧能力降低。②因组织细胞不能利用氧进行新陈代谢，使生物氧化过程中断而引起缺氧。

病患者。④氦-氧气疗法：可降低大气道涡流的阻力。改善气体的分布及通气/血流比例的失调，减少呼吸肌做功及氧耗。⑤体外膜肺氧合疗法：即用膜式氧合器在体外进行气体交换，以代替丧失气体交换功能的肺，为组织提供氧气，暂时维持患者生命，为其他治疗措施赢得时

氧气疗法的注意事项有哪些

（1）给氧只是一种对症疗法，给氧同时必须治疗引起血氧下降的原

发病；同时改善通气功能，以利二氧化碳的排出；为了保证足够的氧供应，还需注意心功能的维持和贫血的纠正；急性患者给氧时要使动脉血氧分压维持的正常范围为10.7～13.3千帕（80～100毫米汞柱），慢性患者氧分压维持在8千帕（60毫米汞柱）以上即可。

（2）长时间吸入60％以上高浓度的氧，氧自由基可损害细胞内的DNA，影响体内一些酶系统，从而抑制细胞内（尤其是线粒体内）的代谢反应过程，使肺部发生病理性改变。氧中毒可以是形成急性呼吸窘迫综合征的重要因素。早期肺部出现以渗出为主的病理变化，临床上可有胸闷、咳嗽、呼吸道刺激症状等，病程2周以上，出现以增殖为主的病理变化，临床上发绀和呼吸困难加重。氧中毒目前缺乏有效治疗方法，关键在于预防，长时间给氧，且吸入氧浓度不要超过60％。

氧中毒的临床表现有哪些

1. 肺型氧中毒

（1）症状：类似支气管肺炎。

其表现及通常的发展过程为：最初为类似上呼吸道感染引起的气管刺激症状，如胸骨后不适（刺激或烧灼感）伴轻度干咳，并缓慢加重；然后出现胸骨后疼痛，且疼痛逐渐沿支气管树向整个胸部蔓延，吸气时为甚；疼痛逐渐加剧，出现不可控制的咳嗽；休息时伴有呼吸困难。

（2）体征：肺部听诊，常没有明显的阳性体征，后期症状严重时，可以出现散在的湿啰音或支气管呼吸音。氧压越高，这些症状和体征的潜伏期越短。

（3）实验室检查

①X线检查：可发现肺纹理增粗或肺部片状阴影。②肺活量测定：肺活量减少是肺型氧中毒最灵敏的指标。

2. 惊厥型（脑型）氧中毒

惊厥型氧中毒的表现，大体上可分为连续的四个阶段。

（1）潜伏期：潜伏期长短与吸入气中的氧压呈负相关，但并不呈线性。氧压增高，潜伏期缩短。

（2）前驱期

①面部肌肉抽搐：最常见，主要为面肌及口唇颤动。②自主神经症状：有出汗、流涎、恶心、呕

吐、眩晕、心悸和面色苍白等。③感觉异常：可有视野缩小、幻视、幻听、幻嗅、口腔异味和肢端发麻等。④情绪异常：烦躁、忧虑或欣快等。⑤前驱期末期可出现极度疲劳和呼吸困难，少数情况下可能有虚脱发生。

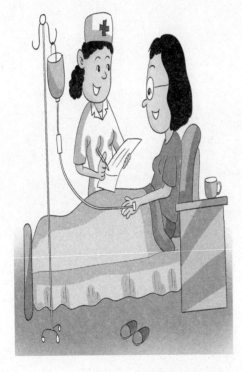

（3）惊厥期：前驱期后，很快出现惊厥。

①癫痫大发作样全身强直或阵发性痉挛，每次持续两分钟左右。②发作前有时会发出一声短促的尖叫，神志丧失，有时伴有大小便失禁。③脑电图变化：出现于惊厥发

生前，电压升高和频率加快，出现棘状波和梭状波。

（4）昏迷期：如果在发生惊厥后仍处于高氧环境，即进入昏迷期。实验动物表现为昏迷不醒，偶尔局部有轻微抽搐，呼吸困难逐渐加重，再继续下去则呼吸微弱直至停止。患者在惊厥过后即使及时脱离高压氧环境，也有一段时间意识模糊或精神和行为障碍，一般在1～2小时后即可恢复，少数可熟睡数小时，不留明显后遗症。

3. 眼型氧中毒

70～80千帕长时间吸入氧气，可十分缓慢地发病，主要表现为视网膜萎缩。不成熟的组织对高分压氧特别敏感，早产婴儿在恒温箱内吸高分压氧时间过长，视网膜有广泛的血管阻塞、成纤维组织浸润、晶体后纤维增生，可因此致盲。90～100千帕72小时可出现视网膜剥离、萎缩，视觉细胞破坏，随时间延长，有害效应可积累。

 氧中毒如何治疗

（1）脑型：治疗原则是镇静、

抗惊厥、催眠，惊厥时防头部及舌的损伤。可给予：①地西泮（安定）缓慢静脉注射，1小时后可再给药。②副醛深部肌内注射，或用生理盐水稀释后静脉注射，呼吸道不畅者禁用。心功能不全者加用强心药物。以上具体用法遵医嘱。

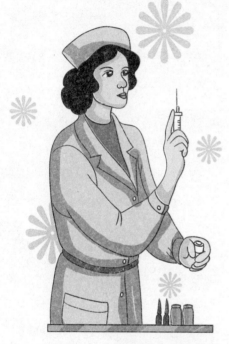

（2）肺型：轻者数小时即可恢复；重者用抗生素预防肺部感染，加强监护。主要是支持疗法促进肺部病变早日吸收。如患者存在气体交换困难，不用高压氧要出现缺氧，而用高压氧要进一步损伤肺组织，则应考虑使用体外循环装置进行肺外氧合的方法，既可补氧又可使肺得以恢复。

（3）眼型：在长时间吸氧治疗过程中应定时检查眼底，一旦出现眼底血管痉挛及视力下降、视物模糊应立即停止吸氧。如病情需要不能停止吸氧，应将氧压降至50千帕以下或给予2%～4%二氧化碳（常压下浓度）-氧混合气间歇性吸入；并予能量合剂等支持疗法。

什么是雾化吸入治疗

雾化是一种先进的医疗技术，通过超声或电磁的效应，破坏液体表面的张力和惯性而产生的雾滴，频率越高，雾化的颗粒越小。被雾化的药物经过口腔吸入呼吸道和肺部，从而使药物发挥有效的局部作用，达到解除气道痉挛、止咳、祛痰的目的，既增强了局部作用，又避免了全身的不良反应。目前雾化治疗已经广泛应用于呼吸道疾病。雾化治疗主要以超声雾化器、气动雾化器和氧驱动雾化器三种。

目前主要的雾化药物包括：①支气管扩张剂，如β受体兴奋剂（沙丁胺醇）、胆碱能阻滞剂（溴化异丙托品）；糖皮质激素，如普米克令舒和地塞米松。②祛痰剂，如沐舒坦溶液等。③生理盐水、蒸馏水、水解痰液的 α-糜蛋白酶等。

雾化吸入治疗有哪些注意事项

（1）长期持续吸入雾化治疗的患者，雾化量必须适中，如果湿化过度可能会导致痰液过度稀释和痰量过多。突然痰量增加，在神志不清或咳嗽反射减弱时，会出现痰堵、窒息等危险，甚至会危及生命。

（2）有些药物可以刺激气道而诱发气道痉挛，如高渗盐水、α-糜蛋白酶。所以应用雾化治疗中会有一定的风险。

（3）要防止药物吸入后对全身的毒副作用，如应用糖皮质激素时应注意合并口腔真菌感染的问题，用后需要漱口。

（4）长期过多吸入盐水会有钠经过支气管吸收，诱发心力衰竭。

（5）注意避免交叉感染：保持雾化器管路清洁、避免长期积留液体和雾化治疗液体使用无菌液体。

什么叫无创通气

无创是针对有创而言的，凡是不需要气管插管，通过面罩加压

专家提醒

近年来无创通气在临床使用越来越广泛。最常用于阻塞性睡眠呼吸暂停综合征的患者，另外，限制性肺-胸疾病，如脊椎侧凸和结核后限制性肺疾病患者也可应用；进展性神经肌肉疾病的患者，如运动神经元疾病、肌萎缩侧索硬化症、脊髓灰质炎后遗症、脊索损伤和肌营养不良等也有较好疗效；而慢性阻塞性肺疾病的患者应用更为广泛。充血性心力衰竭、各种疾病合并呼吸肌疲劳为主时，均可以使用无创通气治疗。

使用无创通气的目的是改善气道通气，缓解呼吸肌疲劳，减少气管插管的有创应用，降低住院率和医疗费用。无创通气可以在家庭中应用，比较方便，是一种疗效非常肯定的治疗方法。

给氧、增加肺泡通气的一系列方法称为无创通气。它包括体外负压通气、经鼻面罩正压通气、胸壁振荡和膈肌起搏等。目前无创通气主要是指经鼻面罩进行正压通气。随着对无创通气认识的深入，应用越来越广泛，已有证据证明，充血性心力衰竭、慢性阻塞性肺病出现呼吸肌疲劳时应用无创通气有明显的效果。

什么人不适合做无创通气

虽然无创通气适用于许多疾病，疗效肯定，但出现下列情况时不宜使用无创通气：

（1）意识不清，无自主呼吸者。

（2）上述疾病出现呼吸道感染，痰量增多且排痰能力差时，不宜使用，此时需要吸痰或借助气管插管来协助排痰。

（3）面部畸形，没有适合的面罩者。因为无创通气使用效果的好坏直接与面罩是否漏气有关，如果面部畸形，面罩与面部空间太大，无法使用。

（4）胃肠道疾患或存在胃肠道

症状，有误吸到气道的可能，或腹胀明显者。

（5）患者不耐受者。

什么是有创机械通气

与无创通气相对而言，凡需要经过气管插管或气管切开等方式给予机械通气以解除缺氧和二氧化碳潴留的方法叫作有创通气。

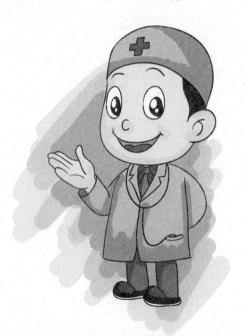

正常情况下，气道有保证通气顺畅的作用。如果因为某些原因导致气道不能有效的吸入氧气、排出二氧化碳，就需要使用人工气管

插管，这是一种特制的导管，可经过口腔或鼻腔插入主气道。其有两种用途：其一，为了保持呼吸道通畅，保证有效通气。其二，用于急救措施，当喉部发生梗阻、呼吸道被痰液阻塞时，或患者突然没有自主呼吸者，也需要使用气管插管。气管插管有经鼻气管插管、经口气管插管和气管切开。

在临床上，经常会遇到一些患者在经过一段时间气管插管后改为气管切开，主要是考虑以下几个方面的原因：①短期内病情需要，暂时不能撤除呼吸机的治疗。②气管切开与气管插管相比有许多优势：如可以减少镇静剂的使用剂量、可以有效地进行口腔护理、吸痰彻底，等等。③在抢救喉阻塞的患者，为了恢复气管和呼吸道的通气而采取此办法。如喉癌、喉头水肿、白喉、急性喉炎等。

什么是呼吸机，哪些患者需要用有创通气

呼吸机是指用机械装置代替或辅助患者呼吸运动的一种治疗工具。能够临时或永久替代人体肺的通气功能，以维持相对正常的通气，保证患者的动脉血氧分压、二氧化碳分压维持一个相对正常的状态。临床上利用呼吸机的机械装置产生气流和提供不同浓度的氧气，通过增加通气量、改善换气和减少呼吸功，已达到改善和纠

专家提醒

痰是呼吸道的"垃圾"，主要成分是脱落的呼吸道上皮细胞、灰尘颗粒、坏死组织、白细胞、红细胞、细菌、病毒、真菌等微生物，如果痰不能及时排出，就会阻塞支气管，还可成为细菌的培养基，使细菌得以大量繁殖，从而加重病情。

协助排痰的方法很多，比如翻身拍背；通过雾化湿化痰液、舒张气道；体位引流等。

如果患者痰液比较黏稠，难于咳出，就要多饮水，以稀释痰液。同时，可以服用一些祛痰药。此外，还可用手成扣杯状拍打患者背部，以利于排痰。必要时，可采用超声雾化吸入治疗。

正缺氧、二氧化碳潴留和酸碱失衡的治疗目的。机械通气的目的是起支持作用，维持生命，并为基础疾病的治疗、呼吸功能的改善和康复创造条件。

对于任何原因造成血氧分压下降、二氧化碳升高，通过鼻导管、面罩吸氧不能改善或不适合无创通气的患者均需要给予有创通气治疗。

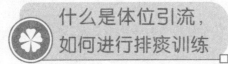

什么是体位引流，如何进行排痰训练

慢性阻塞性肺气肿患者呼吸道分泌物增多，而且往往余留在两肺下部不易咳出，取头低脚高位作体位引流，可以借重力作用，使两肺下部支气管内的分泌物引流到气管和咽部，然后用力呼气和咳嗽，将其排出。

具体方法是清晨起床前或晚间临睡前，仰卧（或俯卧）床上，臀部用两三个枕头垫高，使其成为头低位，也可以仰、俯卧位或左右侧卧位交替进行。一般每种体位维持5分钟，总的体位引流时间不超过20分钟。如果感到劳累或不适，可随时停止。

体力较差、气促明显者往往不能耐受体位引流。此外，进餐后不宜立即作体位引流，至少间歇1～2小时才可进行，以免胃内容物反流吸入到肺部。

慢性阻塞性肺气肿患者呼吸道分泌物黏稠不易咳出，而且往往因此频频咳嗽。通过咳嗽排痰训练，使痰液先聚集到气管和喉部，然后将其咳出，掌握有效的咳嗽、排痰方法，将事半功倍。

具体方法是先进行吸气后用力呼气2～3次，并且可以用双侧上臂压迫胸壁帮助用力呼气，使停留于支气管内的痰液随用力呼气而排到气管和喉部，然后身体稍向前倾，缓慢深吸气，并屏气数秒钟后，张口用力咳嗽，此时可以用手按压上腹部，以增加咳嗽时胸腹部收缩的力量，使痰液轻易咳出。

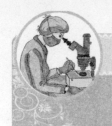

第二节
疾病预防和保健

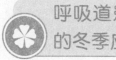
呼吸道患者在寒冷的冬季应注意什么

冬季室内外冷热变化剧烈，而呼吸系统对寒冷的刺激较为敏感，呼吸道黏膜发生流涕、咳嗽、咽痒等症状，从而诱发慢性支气管炎急性发作。由于呼吸道直接与大气相通，所以寒冷空气影响呼吸系统比较明显。也是呼吸道疾病在冬季发病多的原因。预防措施如下：

（1）养成好的生活习惯。保持室内清洁通风；尽可能不到拥挤或空气不新鲜的地方。

（2）合理饮食。

（3）一般在寒冷的冬季出去时应先做一下局部的热身，或用鼻孔轻轻吸入少许冷水，然后再排出冷水。注意多穿衣服。

（4）慢性支气管炎急性发作者应尽早去医院诊治，按照医院的方案进行治疗，不要半途而废。

如何预防肺栓塞

（1）预防手术后引起的下肢血栓形成。手术后常会引起下肢血栓形成，要鼓励患者手术后早期在床上进行下肢的活动，并做深呼吸和咳嗽动作；必要时穿长筒弹力袜；手术后能起床者尽量早期下床活动，促进小腿肌肉活动，增加下肢静脉回流。也可以应用压力抗栓泵通过压力循环保证血液流动减少血栓形成。

（2）对长期卧床、老年、肥胖、静脉疾病、心脏病者，过去曾有静脉血栓史的患者，可早期预防性应用药物抗凝。

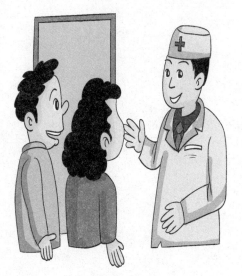

（3）预防经济舱综合征：在长途旅行中，每隔3～4个小时需要活动下肢，以防止下肢深静脉血栓形成。

（4）发现下肢静脉血栓要及时治疗。

怎样预防肺源性心脏病

（1）慢性呼吸道疾病发展为肺源性心脏病是一个漫长的过程，多数为10年以上，积极防治慢性支气管炎和肺气肿能降低肺源性心脏病的发病率。

（2）戒烟、净化环境、避免有害气体和粉尘对呼吸道的刺激，可

阻止心肺功能恶化。

（3）已发生肺源性心脏病者，重点是防止出现急性发作。最主要是预防和治疗呼吸道感染，因为这是引起肺源性心脏病急性加重的常见诱因。

（4）加强身体锻炼，提高抗寒能力。例如，坚持冬季慢跑和冷水洗脸以提高对寒冷的耐受能力，提高呼吸道黏膜对冷空气的适应能力。

怎样预防慢性阻塞性肺气肿

（1）积极防治上呼吸道感染和支气管炎很重要，这些疾病是引起肺气肿的前期疾病。

（2）戒烟，净化环境，改善和防止大气污染。

（3）注意冷暖，适当锻炼。冬天锻炼，应根据户外气温变化来增减衣服，对于慢性阻塞性肺气肿和哮喘等气道比较敏感的患者，冬季外出时最好适当注意颈部保暖或戴口罩。锻炼适度，以身体适应为主，不能勉强。

（4）保持良好的居住环境，温

湿度适宜，消除刺激性烟雾和有害气体，保持空气清新。

肺部疾病患者如何进行呼吸锻炼

腹式呼吸锻炼：用一手按在上腹部，呼气时腹部下沉，该手稍稍加压用力，进一步增高腹内压，迫使膈肌上抬。吸气时，上腹部对抗该手压力，将腹部徐徐隆起，每5分钟一次反复进行，立位，卧位同样进行训练。按此训练，可使膈肌活动范围增加2～3厘米，有效地增加通气量。

缩唇呼气：平静，通过鼻吸气，同时默数1~2，呼吸时将嘴唇缩紧呈口哨状，放松呼气，同时默数1—2—3—4。保持一次呼吸周期中吸：呼=1：2。每天按照卧、坐、立位三种姿势各练习5分钟，并逐渐尽可能多的练习。全身运动训练：①上肢运动：抬臂、举重物、扔球、关节运动等。②下肢运动：步行、踏车、活动平板、上下楼梯；每周2～3次，每次40分钟，2～3分钟上下肢运动交替。步行训练每周至少1次，时间由短到长，直到每次30分钟以上。

患者怎样进行耐寒锻炼

（1）耐寒锻炼可以有效地提高抗病能力，减少病情的反复发作：其实耐寒锻炼应该从夏季开始，先用冷水洗脸、洗脚，逐渐用冷水擦面部、颈部。每日擦洗1～2次，每次10分钟，一个月后逐渐擦洗四肢及全身。冬季可以用温水擦洗。多到室外活动，但要注意保温。注意循序渐进，不要突然用冷水洗脸，否则会加重病情；另外要有持之以恒的毅力，坚持锻炼。

（2）呼吸方法要得当：锻炼时不要大口呼吸，而应采用鼻腔或口鼻混合呼吸的方法，以减轻寒冷空气对呼吸道的不良刺激。

（3）注意气道保护：冬季风沙大、气温低、浓雾弥漫，加上地面空气污染日益严重，因此，遇到大风、大雾天气不宜在户外锻炼。

（4）掌握适宜的运动量：冬季锻炼应根据天气情况和个人的身体健康状况来合理安排运动量，例如散步、慢跑、太极拳等。锻炼中运动持续时间不宜过长，运动心率应控制在150次/分钟以下。

某些食物常常是引发哮喘的重要因素，包括麦类、蛋、牛奶、肉、番茄、巧克力、鲜鱼、虾、蟹等都可以引起哮喘。因此，哮喘患者平时要注意饮食，了解诱发哮喘的食物是哪一种或哪几种，一旦发现并证实某种食物确实会诱发哮喘发作，应尽量避免食入。容易引起过敏的食物包括蛋、牛奶、虾、蟹等，所以对于有过敏体质的人，食用这些食品时一定注意。但也不要过分小心谨慎，对不引起哮喘的食物应照常食用，如果样样都忌，就会造成菜谱单调乏味，日久会引起营养不良，导致机体抵抗力下降，对哮喘本身并非有益因素。

怎样安排呼吸系统疾病患者的饮食

应根据个人的特点而定。婴幼儿应警惕异体蛋白，老年人应少

吃生痰的食物，如鸡蛋、肥肉、花生、油腻食物等。在哮喘发作期，应注意多补充水分，进清淡流质，避免脱水或痰稠难以咳出而加重呼吸困难。

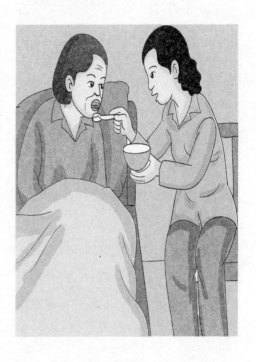

对于中医已辨证清楚哮喘的性质，则宜食相反性味的食物。如热喘患者忌食热性食物如羊肉、韭菜、姜、辣椒等辛辣物，多食偏凉的食物如芹菜、梨、荸荠等。在哮喘发作时，还应少吃胀气和难消化的食物如豆类、芋艿、山芋等，以避免腹胀压迫胸腔而加重呼吸困难。